赵歆　甄雪燕　主编

# 中医文化小故事

中医思维一直被安上了枯涩难懂的符号，导致尚未迈入其中便望而退却。在多年走进中小学进行中医启蒙课程教育的过程中，我们由衷体会到，内容深浅的把握，实际仍与普及形式、宣讲语言有重要相关。

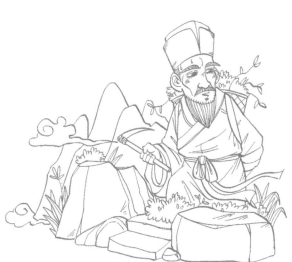

新华出版社

**图书在版编目（CIP）数据**

中医文化小故事 / 赵歆，甄雪燕主编. -- 北京：
新华出版社，2022.12

ISBN 978-7-5166-6621-0

Ⅰ．①中… Ⅱ．①赵…②甄… Ⅲ．①中国医药学—
文化—普及读物 Ⅳ．① R2-05

中国版本图书馆 CIP 数据核字（2022）第 233919 号

# 中医文化小故事

主　　编：赵　歆　甄雪燕

责任编辑：林郁郁　　　　　　　　封面设计：华兴嘉誉

出版发行：新华出版社

地　　址：北京石景山区京原路 8 号　　邮　　编：100040

网　　址：http://www.xinhuapub.com

经　　销：新华书店、新华出版社天猫旗舰店、京东旗舰店及各大网店

购书热线：010-63077122　　　　中国新闻书店购书热线：010-63072012

照　　排：华兴嘉誉

印　　刷：天津文林印务有限公司

成品尺寸：165mm×230mm

印　　张：13.5　　　　　　　　　字　　数：110 千字

版　　次：2023 年 8 月第一版　　　印　　次：2023 年 8 月第一次印刷

书　　号：ISBN978-7-5166-6621-0

定　　价：48.00 元

# 本书编委会

主　　编：赵　歆　甄雪燕

编委会成员：梁永宣　王利敏　黄英华

　　　　　　李　敏　邹慧琴

# 序言（写作缘由）

2009年2月至4月，经北京出版集团李清霞总编提议、受北京市中医管理局委托，我们科普团队创作了《青少年中医药文化知识普及读本》（小学版）一书，并由北京出版社正式发行。当时主创者赵歆老师开创性地提出了"读一读、学一学、想一想"的三段式思维，受到了北京市中医管理局科教处屠志涛处长（现任局长）的大力推荐和赞赏。原书是较早针对青少年推出的中医药文化知识普及读物，当时同样思路的书籍市面上非常少见。荣幸的是，2009年5月23日，第二届北京中医药文化宣传周暨首届地坛中医药健康文化节上，作为亮点作品，该书由政府赠送给学生代表，后又得以在北京市东城区小学中推广宣传；2010年9月还荣获了中华中医药学会"中华人民共和国成立60周年中医药科普图书著作特别奖"，同时又很快被国家中医管理局确定为东城区国家中医药改革试验区推荐用书，还下发至北京市部分中小学，成为学习中医药知识的代表性参考书籍。

以创作此书为契机，我们在不知不觉中进入了中医科普创作的美好世界，并深深地爱上了这一行。随后大家又陆续合作创作了《中医启蒙三字经》《中医健康养生谣》等作品，在撰写过程中逐步积累了传播中医科普知识的经验。如今距离原书问世已过多年，社会各界人士对中医的发展前景亦更为关注，特别是2015年10月，中国中医科学院屠呦呦女士获得诺贝尔生理学或医学奖，在世界范围内极其隆重地宣传了古代中医与现代技术相结合的巨大成就；之后习近平主席对中医学的使命又给予了高度概括，在祝贺中国中医科学院成立60周年的贺信中特别强调："中医药学是中国古代科学的瑰宝，也是打开中华文明宝库的钥匙。"

长期以来，我们的科普团队一直活跃在各种报刊杂志中，撰写通俗易懂的各类中医文章，团队骨干曾在《中国中医药报》《健康报》《中国卫生人才》等报刊杂志连载专栏文章，还编写了《中国文化·医药》《青少年中医药文化》等专著，近年又承担《全国中小学中医药文化知识读本》示范课主讲，团队获得了中华中医药学会2021年中医药年度科普视频作品称号。长期以来，积累了中医药科普知识和宣传的较多经验。

我们深知：向社会各界宣传中医基本思维，减少对中医的误解误断，这些造福后人的事业需要有中医界的专业人士承担使命。

出于对所从事工作的酷爱，我们同时也一直在深入思考，究竟应该将什么样的知识内容，作为最基本的常识向国内外关心中医命运的人讲明？重温创作历程，大家体悟到，因中医学科所具备的古代哲学特点以及涵盖内容的特殊性，在入门知识面前，很难区分出小学、中学、儿童、成人的差异，人们对中医的不了解和陌生程度非常相似，都怀有同样的渴望和好奇。因此应该写作一本具有启蒙特点、具备充分可读性的书籍，重点面向儿童初学者，以及其他对中医有极大兴趣的人。这也是本次编撰《中医文化小故事》的主要动机。

中医思维一直被安上了枯涩难懂的符号，导致尚未迈入其中便望而退却。在多年走进中小学进行中医启蒙课程教育的过程中，我们由衷体会到，内容深浅的把握，实际仍与普及形式、宣讲语言有重要相关。学生们善于思考的程度远高出我们的想象，同时在孩子群中普及中医也远困难于在大学授课。当今科技统领世界，新技术新手段层出不穷，各种媒体争相抢占宣传领地，各种方式牢牢抓住了人们的猎奇心理，因而也就使得中医文字的趣味性、可读性成为能否将读者拉回到原始纸质书籍上的最关键因素。一味单纯地强调人心不古，要求读者接受并推崇传统文化，而不反思实施教育者所使用的教学形式、采用的手段和表述的文字水平等，实际是对拥戴我们作品的广大读者，特别是小读者们的不公平。

目前还发现一种现象，即标题党格外引人注目。虽然我们不希望只做标题党，但如果连标题都不吸引人的书，也不可能成为合格的科普书。因此，在充分考虑中医药背景知识的基础上，我们结合当前人们理解古代理论时喜用简明方式的特点，综合近年来给低年级学生讲课时所采用的从故事引入之方式，斟酌使用了"作者可以写、读者喜欢读"的文字，并重点参考了之前《青少年中医药文化知识普及读本》的主要内容，重新构建了启蒙读本体系。

本书分为四个部分：首先设立了"从远古到如今"部分，以使读者了解中医学的起源及对现代的贡献；又以"我们的洪荒之力"为题，讲述了中医对人体健康的认识；再以"就是神仙也得病"引入，介绍了疾病的诊疗方法；最终用"信手拈来的中药"为核心，生动地说明了人们生活中经常接触的药物治疗知识。在二、三部分章节中，还使用了较为一致的"打破砂锅问到底""做个小郎中"等分节方式，以期待从读者思维角度出发，解决诸多阅读中产生的疑问。另外，文中还加入了一些简明易懂的小 TIP，以方便读者更多思考。

我们渴望着本书的写作方法和内容，能使阅读者对中医学有正确的理解和认识，也能在一定程度上发挥出预防疾病、保护自身健康的作用。同时更期待着中医这门古老学科能在当今继续绽放出灿烂的光辉。

诚然，书中不可避免存在有瑕疵，在此诚恳希望热心读者提出良好建议。

梁永宣

2022 年 7 月

# 目 录

## 1 从远古到如今

## 2 | 我们的洪荒之力

# 3 就是神仙也得病

## 4 信手拈来的中药

# 从远古到如今

## 1-1 | 自从盘古开天地

太古时期，天和地还没有分开，宇宙混沌，像一个鸡蛋。有个叫盘古的巨人，在这个天地合一的"鸡蛋"中睡了一万八千年。有一天，盘古突然醒了。他见眼前一片漆黑，就抡起大斧头，向黑暗猛劈过去。只听一声巨响，"蛋壳"裂开，天地由此开辟。像蛋清一样轻清的部分缓缓上升，变成了天；像蛋黄一样重浊的部分，慢慢下降，变成了地……

盘古创造了天地，后来又把自己的一切都献给了天地，让世界变得丰富多彩。天与地不仅是我们的家园，也是人类最初探索世界的起点。古老的阴阳学说便是从人们对天地的认识开始的。

## 双宿双飞"阴"与"阳"

公刘是周文王的祖先，他带领周族人跋山涉水寻找适合居住的地方。他到处进行勘察，有时登上山顶，有时走在平原；有时察看泉水，有时测量土地。然后开始规划在哪里种植，哪里建房，哪里养殖，哪里采石……

一天，公刘带领族人登上山顶后，指着山坡对族人说："你们看，太阳照得到的一面是山的阳面，太阳照不到的一面是山的阴面。"通过仰观、俯察，公刘逐渐发现，人们生活的天地之间，像山阴山阳这种相互依存而生又相互对立的自然现象有很多。比如天与地、日与月、昼与夜、寒与暑、男与女、上与下……后来，我们的祖先便把这种既对立又相互依存的现象抽象归纳为"阴阳"的概念。

传说，有一种鸟，雌雄恩爱，双宿双飞，如果其中一只不幸死去，另一只就会不吃不喝，哀鸣而死……阴与阳，就是一对双宿双飞的鸟，它们相亲相爱，又截然不同。古人认为，自然界的万事万物都是处在这种"阴阳"的关系之中。一般来说，凡属于剧烈运动着的、外向的、上升的、温热的、明亮的、刚强的、兴奋的一方都属于阳；而相对静止的、内守的、下降的、寒凉的、晦暗的、柔和的、抑制的一方都属于阴。例如，我们常形容男人具有阳刚之气，而女人则为阴柔之美。

自然界有无数的客观事物与现象都可以说明，事物在运动发展中包含着对立的因素，并且存在着一个"度"的限制，发展到了极点就会产生质的变化而向相反转化。例如白天变黑夜，黑夜变白天；天气由热变冷，由冷变热等，都是事物发展中阴阳转化的规律。老人常告诫我们："谦受益，满招损"，意思是说自满会招来损害，谦虚反而会得到益处，它说明了自满和谦虚的弊与利。其实，自满和谦虚也可以看作"阴与阳"的两面。

阴与阳既相互依存又相互对立，只有阴阳统一起来，才能推动事物的变化与发展，这样阴阳才能长期共存。

## 顺从阴阳的安排

四季分明，各有特点，寒与暑、冬与夏，都是相互对立的阴与阳。在经历了大汗淋漓、热情似火的夏天之后，随着秋季的到来，天气逐渐转凉，直至数九冰封、寒风凛冽的冬天。挨过了最冷的冬至后，天气转暖，逐渐冰融花开，一片春意盎然。直至夏至到来，如此轮回反复。这就是自然界中由阳转阴，再由阴转阳的典型现象。

明白了自然界的这种规律，对我们的生活有什么意义吗？当然有！中国传统养生学告诫我们，必须顺应自然界的规律，听从自然界阴阳的安排，才能拥有更健康的生活。自然界有春生、夏长、秋收、冬藏的规律，我们要顺应自然界这种阴阳消长，相互转化的规律。

春天是阳长阴消的开始，所以春季应该保养阳气，多到户外散步，促进身体内的阳气生发；夏天是阳长阴消的极期，这时不能惧怕阳光，该出汗的时候必须要适度出汗，不能长期生活在空调房中；秋天是阴长阳消的时候，所以要以养阴为主，早睡早起，安神定志，以收敛精气，为进入冬季做准备；冬天是阴长阳消的极期，万物蛰伏，此时不能耗散阳气，要避寒就温，多晒太阳。

# 1-2 | 历久弥新话"岐黄"

"自从盘古开天地，三皇五帝到如今"一语概括了中国文化的源起。中国人一直认为盘古是开天辟地的英雄，而三皇五帝则发明了各种生产和生活的技能，并把这些知识传授给人们，使人类进入文明发展的时期。上古传说中，黄帝既是三皇之一也是五帝之首，被后人供奉为华夏民族的"人文初祖"。

黄帝可是相当了不起的人物！据说，他率领民众建造宫室、缝制衣裳、挖掘水井、制造舟车、打造兵器……简直无所不能，就连古代的医术也与黄帝有渊源，中医又被称为"岐黄之术"！

## "岐黄"到底指什么？

"黄"指的当然就是黄帝；"岐"指的是岐伯。岐伯，相传为黄帝的大臣，又是黄帝时代的名医，知识广博，医术高明，被黄帝尊称为"岐天师"。

话说远古时期的一天，黄帝愁眉不展地坐在那里，岐伯上前问道："大王，自从打败了蚩尤部族后，天下太平，百姓安居乐业，大王为什么发愁呢？"黄帝说："我把天下百姓都看作我的子女，现在虽然天下安定，但是百姓时常受着病痛的折磨，令人痛心。难道是上天认为我有罪过，而降罪于我的子民吗？怎样才能使他们不受疾病之苦呢？"岐伯回答道："大王爱民如子，实在是万民之福。其实疾病并非上天意旨，而是天地间邪气的侵扰，这些疾病是可以用药物和针灸等来治疗。"黄帝听后大喜，说："先生精通医药，请你为我讲解其中的道理。"于是，岐伯开始为黄帝逐一讲解人体的生理规律、疾病的原因、各种治疗方法以及养生的原则等，黄帝则不断提出各种新的问题，君臣二人讨论了很久。与此同时，黄帝的史官把这段君臣对话一一记录下来，后来传书于世，就是最早的中医经典著作——《黄帝内经》。由此，后世便有了将医学之术称作"岐黄之术"的说法。

## 一场开天辟地的对话

对于医学的源起来说，黄帝与岐伯之间的谈话是一场开天辟地的对话！正是这段对话开启了古代人们对生命与疾病的探讨。他们到底说了些什么？

人从哪里来？人到底能活多久？怎样才能长寿？从古至今，这一直都是人们不断询问和探索的话题。我们的祖先黄帝也不例外，他也曾问过岐伯这样的问题。

黄帝问道："我听说上古时期的人都能年过百岁，为什么现在的人到了五十岁就衰老了？"岐伯回答道："上古时期的人，大都懂得养生之道，他们观察自然界的规律，遵循自然的法则，在生活中节制饮食、作息规律，能够做到身体与精神之间相互协调，身体里充满正气，因此可以活过百岁。而现在的人们把酒当水喝，好逸恶劳，不注重养生，违反了自然界的规律，这些都是导致寿命不能长久的原因。"黄帝又问道："对于医生来说，你认为有病再去治病和提前预防疾病，这二者哪个更重要呢？"岐伯说："水平高的医生当然更重视预防疾病，有病才去医治，不仅为时已晚，还要付出成倍的代价，治疗效果也不一定理想。"黄帝听后大为赞赏，连声夸赞岐伯是个睿智的大医！

此后，黄帝按照岐伯的说法去做，果然活到百岁以上的高龄。

## 一部医学的千秋圣典

黄帝与岐伯探讨医学问题的对话被记录在《黄帝内经》中，这部书成为我国现存最早的古典医著。

在后来的流传过程中，《黄帝内经》被分成两本，一本叫作《素问》，一本叫作《灵枢》。《素问》是一本中医基础理论方面的书籍。主要讲述人体的生理、病理知识，讨论疾病的诊断、治疗方法，介绍如何预防疾病，怎样养生保健的知识；《灵枢》是一本针灸学方面的书籍。主要介绍人体经络和腧穴的知识，各种针灸器具的样子与功能，如何实施针刺手法治疗疾病等。除医学方面外，书中还涉及了古代哲学、天文、物候、历法等诸多领域的相关知识。

中国历代医家都非常重视《黄帝内经》的学习，尊称它是"医家之宗"。《黄帝内经》至今都是我国最权威的中医经典著作。

# 1-3 | 神农真的百毒不侵？

"神农尝百草"的故事家喻户晓。

传说神农为了救治患病的民众，每天上山采药，遍尝百草，有时甚至在一天里吃下七十种毒药都不会中毒，还能继续品尝百草！厉害了，我的"神农"！神农到底是谁呀？他真的是百毒不侵吗？一天之内中毒七十次都不死吗？

## 古老农业的开拓者

神农就是上古传说中的炎帝。据说，他人身牛首，因为生长在姜水边，便以姜为自己的姓氏。神农大约生活在距今五千多年前，那时人们的生活条件很差，经常吃不饱，穿不暖。在狩猎失败、没有扑杀到肉食的情况下，只能吃些野草、野果充饥。

长期不稳定的生活使人们经常忍饥挨饿。于是，神农带领民众一起放火烧山，开垦荒地，教天下人种植农作物，原始的农业在神农的带领下逐渐发展起来。神农还发明了最初的生产工具，利用原始的天文知识，提高了农作物的产量，使人们过上了稳定的生活。

一直以来，神农都被看作我国农业文明的开创者，他带领原始先民从采集狩猎的野蛮时代过渡到农业定居的文明时代，是中华民族农业发展时期英雄人物的化身。

## 舌尖上的草药

虽然，人们在神农的带领下学会了种粮食，不用天天发愁挨饿了，可还是常常面临疾病的折磨。神农为此想了很多办法，如火烤、水浇、日晒、冷冻等，虽然能使某些症状得到缓解，但效果还是不理想。

后来，神农无意中发现草木有酸、甜、苦、辣、咸等各种味道，逐渐认识到不同味道的植物具有不同的治疗作用。他将带有苦味的草给咳嗽不止的人吃，那人的咳嗽立刻减轻不少；把带有酸味的草给肚子疼的人吃，那人的肚子就不疼了。于是，神农决心尝遍所有植物，寻找能够治病的草药。

在尝试各种植物的过程中，神农逐渐辨清了哪些野生植物可以吃，哪些不可以吃，哪些有毒，哪些无毒，哪些有治疗作用，并且将草药分类，区分哪种药物能够治疗哪种疾病。这是十分辛苦的事，不仅要翻山越岭，还有生命危险。

传说，神农能够辨识草药还有一件法宝！他有一条威力无穷的红色神鞭，名为赭鞭，专门用来鞭打各类植物，可以使植物花草的药、毒、寒、热等性能显露出来，可以更进一步地了解植物的性质。最终，神农还是由于服用了太多毒草，积毒太深，中毒而死。

由于神农在人们心目中神圣的地位，由此便产生了"神农尝百草，始有医药"的传说。

## 中药全都是"草"吗？

神农品尝的是"百草"，中药又叫"草药"，那么中药里全都是"草"吗？

其实，中药主要分为植物药、动物药、矿物药三大类。其中，植物药物数量众多，占绝大多数，因此被统称为"草药"。中药里面还包括动物制成的药和矿物药物，比如我们常吃的猪肝、猪血、羊肉……也都属于中药。我们在化学课里学到的石膏、滑石、炉甘石……这些就是中药里的矿物药，因为矿物药大多有毒，需要炮制后才能使用。

古代的药物学多以"本草"来命名。大概在公元5年左右，正是西汉时期，有个汉平帝，他很重视科学的发展，下令在全国征招通晓天文、历算、药物学的人才来京师就职。后来，还专门设立了"本草待诏"这样一个职位，让通晓药物知识的人专门从事药物学的整理、研究与教学工作。此后，"本草"就成为古代药物的专用词。

在整个中药发展的过程中，正是众多医学开拓者们不断辨识、品尝、积累中药知识，才形成了今天完整的"中药学"体系，"神农尝百草"的传说正是这种艰辛过程的一个缩影。

# 1-4 | 厨房里走出的宰相

谁是食神？星爷吗？NO，他只是演了《食神》这部电影。关于食神，中国古代有很多传说，今天我们讲的这位是历史上最早记载的食神，他就是——"伊尹"。伊尹可是大有来头的，人家华丽地完成了从厨师到宰相的大反转！

讲个故事先！

## 桑树林里的哭声

古老的伊水边，有一位美丽善良的姑娘。她怀孕后一直期待着宝宝的降生。一天，她梦见天神对自己说："姑娘，这里要发洪水！当你家石臼里不断冒水的时候，你就立刻向东逃命。记住，永远不要回头，也不要把这个秘密告诉任何人！否则，你会受到惩罚！"姑娘半信半疑，不久，家里的石臼果然开始冒水，姑娘立刻向东走去。但是，她不忍乡亲受难，便把即将发洪水的消息告诉了乡亲们，大家一起向东逃命。走出十里路后，姑娘忍不住回头遥望自己的家乡，那里已是一片汪洋。

由于善良的姑娘违背了天神的命令，她在生下孩子后便死去了，并且化为一片桑树林。这时候，有莘国的一位女子去采集桑叶，听到了桑树林里婴儿的哭声，她把婴儿抱回家，并且将此事禀报给有莘国国君，国君指派一位厨师收养了这个孤儿。因为孤儿是从伊水边被捡来的，国君便指定他姓伊，起名叫作挚，尹是他后来的官名。伊尹也是伊姓人的始祖。

伊尹虽然被厨师养大，但他自幼聪明好学，志向高远，不仅跟养父学得高超的烹饪技术，还关心天下大事，是个有理想有抱负的青年，当时很多人都称赞他是个"贤德"的才子。

## 求婚还是求贤？

汤是商国的国君，他志向高远，励志要使商国繁荣兴盛，为此，汤求贤若渴！听闻有莘国有个大才子"伊尹"，汤便想把伊尹请来帮助自己。无奈，伊尹是有莘国国君的厨子，如果自己贸然去跟有莘国国君要一个厨子，丢了身份事小，就怕引起有莘国国君的猜疑，死扣着伊尹不放手，那时候就被动了。

冥思苦想后，汤计上心来！他带着丰厚的彩礼向有莘国君主的女儿求婚，有莘国国君见汤很有诚意，便同意把女儿嫁给他。这时候，汤提出要有技艺精湛的厨子一同陪嫁，以照顾未来妻子的饮食。于是，有莘国君主便把伊尹作为"嫁妆"送给了汤。汤终于通过求婚达到了求贤的目的。

在伊尹的协助下，汤打败了夏桀，建立了伟大的商国。汤去世后，伊尹又相继辅佐汤的两个儿子和一个孙子。汤的孙子叫作"太甲"，他即位后，不守法度，昏庸暴虐，于是伊尹就把他流放到外地三年，自己亲自代理朝政。太甲在流放过程中经过反思，十分悔恨，洗心革面。伊尹又将太甲迎回朝，重新即位。伊尹一生中辅佐了4位商王，他死后，商王感念他为国家所做的贡献，用天子之礼厚葬了他。伊尹的一生实现了从奴隶到宰相的转变，以卓越的政治才干被誉为中国历史上的第一贤相。

## 汤剂时代终于来了！

伊尹由食神成为贤相，他又跟医学有什么关系呢？吃饭跟吃药都通过一个路径，那就是"嘴"！古人有个说法——"食药同源"，即药物是从众多入口的食物中分化出来的。在尝试各种食物的过程中，人们发现某些植物或者动物同时具有治疗某种疾病的作用。所以，作为厨师界的精英，伊尹不仅会调和五味，制作美食，还会用美食搭配起来治疗疾病！因此，伊尹被认为是开创饮食疗法，以及创制汤剂疗法的第一人。

早在"神农尝百草"的时代，人们是怎样吃药的呢？他们没有深加工的器具，只能把新鲜的药用植物直接放在嘴里咀嚼，或者把干燥的药物粗略地切碎，用水冲服。这不仅需要足够强大有力的牙齿，还要有"经久耐磨"的胃！嗓子眼儿小一点儿的，估计只有哭的份儿了！而且，由于这些药物没有经过精细加工炮制，直接影响了胃肠道的吸收效果，有毒的药物还会产生副作用。

古人太可怜了！伟大的伊尹终于解决了这些问题！

伊尹在烹调菜肴的过程中，把药物与食物混合起来，加水煮成粥或者药汁让病人服用。加水煎煮后的药物已不再是生硬粗糙的原始药材了，而是把药物的精华部分溶解在水中。这种药汁不仅有利于肠胃的吸收，还能根据病情的需要，搭配不同品种的药物，减少了某些毒药的副作用。尤其，对于寒性疾病或者消化不良的患者，趁热服用药汁让病人觉得胃里暖暖的，身上热热的，再出点汗，病也就好个七八分了！

　　伊尹发明汤剂后，药物组合搭配更加灵活，中医方剂学由此诞生。

# 1-5 | 中药房里的惊天秘密

　　大家都去过中药店吧？一定记得中药店里一排排靠墙摆放的药柜，它叫作"百眼柜"。传说唐代药王孙思邈上山采药时，为了区分不同的药材就缝了一个大围兜，上面分出很多小布袋盛放不同的药材。后来，中药铺就仿此制作了由很多小抽斗组成的百眼柜，每个抽斗上都写着存放药材的名称。你注意过百眼柜上的药名吗？有机会大家可以去找一下，其中一个抽斗上居然写着"龙骨"！

　　哪位英雄能屠龙取骨，还把它做成中药！先别说屠龙，就连找到龙恐怕都难吧！

## 世界上真的有"龙"吗？

　　龙，中国古代传说中的神异动物，它有鳞、有角、有爪，能飞、会游，还能兴云降雨，龙在古代也是帝王的象征。总之，古代中国的龙可是神啊！啥都会。至今，我们中国人都自豪地说自己是"龙的子孙""龙的传人"！龙文化是中华民族最具代表性的文化象征之一。

然而，从古到今，这种"神奇动物"在哪里？"真龙"只是古人虚构出来的"神兽"，是古人的幻想。因此，"龙骨"其实并不是龙的骨头，它只是古代脊椎动物骨骼的化石，龙骨作为中药已经存在两千多年了，能够治疗失眠多梦、出汗多，还能促进伤口愈合。

不承想，中药"龙骨"身上居然还藏着一个重大的秘密……

清朝末年，河南安阳小屯村一带的农民像往常一样，在翻耕土地时，常常刨出一些动物骨骼化石，当地农民认为这种东西就是中药"龙骨"。于是，人们便把这些化石卖给中药店，或者直接把它研成粉末，当"止血药"使用。直到 1899 年的一天，清代金石学家王懿荣因患疟疾而服用中药，药方里的"龙骨"引起了他的好奇。反复观看后王懿荣发现，"龙骨"上居然有许多神秘的"符号"，这引起了他的极大兴趣，经过再三观察、比较、研究，王懿荣推断这些"符号"有可能是中国最古老的文字！距现在大约有 3600 多年的历史。

在王懿荣等金石学家的努力研究下，"龙骨"上的秘密逐渐被破解了！

## "龙骨"上的神秘符号

中药"龙骨"上刻写的正是距今3600多年以前商代的"甲骨文"！其中，"甲"就是乌龟的甲壳；骨一般是牛骨，大多数用肩胛骨。"甲骨文"就是刻在龟甲和兽骨上的文字。原来商代人都是雕刻家啊！他们为什么会把文字刻在动物骨头上呢？

商代是巫术最浓厚的时期。由于生产力不发达，商代人认为生活的一切都要听从上天的旨意。于是，商代贵族主要靠占卜的结果做出各种重大决定。人们把龟甲或兽骨经过加工、磨光、压平，在甲片的背面凿出一些圆点一样的小坑，但并不穿透。占卜的时候，巫师用火炙烤这些凿好的圆形小坑，这样甲片另一面的相应部位就会出现不同形状的裂纹，叫作"卜兆"。巫师会根据"卜兆"的形状判断所占卜的事情是凶还是吉，并把占卜的结果用刀刻在"卜兆"的边上。

甲骨文就是商王室的秘密"档案"啊！记载了商代王室的各种活动，涉及田猎、战争、年成、气候、疾病等很多方面，真实地反映了三千多年前商代的社会面貌。甲骨文的出现也填补了中国文字早期历史的空白，为研究汉字的起源和初级形态提供了最宝贵的资料。此外，它让我们了解到商代人的各种活动轨迹，既有祭祀等高大上的典礼，也有衣食住行等接地气的日常生活，当然，还包括商代人对疾病的看法和认识。

## 商代人怎么认识疾病？

商代人是简单直白的，他们的文字基本是对各种物体形状的简单描绘，我们叫作象形字。举例：

耳，耳朵的轮廓；

目，眼睛的形状；

鼻，鼻子的样子；

口，口腔的形状；

舌，舌头从口中伸出状；

齿，一排排牙齿从嘴里露出来；

这些都是甲骨文对人体头部器官的描述，形象而艺术！简直盖过抽象派的毕加索！

商代人是含蓄艺术的，他们的文字还包括对各种行为的概括表达，我们叫作会意字。举例：

血，祭祀时商代人会将血液滴入器皿之中用来供奉上天。血液是生命的象征；

表示有人生病，要躺在床上休息；

表示有人生病，大汗淋漓，需要躺在床上休息；

后来，随着文字的发展，到了秦国时，小篆体的写法把人形与床合并，即：𤕫。后来，这种写法便衍生出"疒"。直到今天，所有跟疾病有关的文字，都会用"疒"来表示，例如：疮、疗、疖、疤……

商代人是困惑迷茫的，他们并没有把疾病当作独立的现象进行思考，而是着眼于不同病证的共性，所有的不舒服的现象都用"疒"字表达，在区分不同部位的疾病时，他们就把"疒"字放在生病部位文字的前面，例如："疒目"、"疒耳""疒口""疒齿"等，对疾病的描述仍然处于十分笼统的水平。

商代人是费解懵懂的，他们不知道为什么会出现不舒服，认为大多数疾病的原因是祖先给予的一种惩罚。但是，商代人的想象力非常丰富，他们认为牙齿出现洞洞是被虫子给吃掉了！大家小时候估计也被家长用同样的说法吓唬过吧？这都是跟商代人学的吧！"𪘁"：表示龋齿。"龋"字甲骨文是牙齿生虫的象形。这也是世界医学史上有关龋齿的第一次记载。

# 1-6 | 诺贝尔奖到底该颁给谁

　　2015 年 10 月 5 日，网络世界被一位亲爱的老奶奶刷屏了！她就是中国药学家屠呦呦。这位 85 岁高龄的屠奶奶与另外两名海外科学家分享了 2015 年的诺贝尔生理学或医学奖。屠奶奶从事中药研究多年，她创制出新型抗击疟疾的药物——青蒿素和双氢青蒿素，这个药物在治疗疟疾时显著降低了患者的死亡率，为人类带来了福音！然而，屠奶奶在获奖感言中却说，这个诺贝尔奖的灵感来源于另外一个古代医家……

## 指点迷津的葛仙翁

　　屠奶奶提到的这个人就是东晋时期著名的医生葛洪。

　　葛洪（公元 238—364 年），人称"小仙翁"。他不仅是道教史上响当当的杰出人物，也是著名的医生和炼丹家。葛洪出生在一个破落的官僚贵族家庭，他的祖父和父亲都曾经做过官，虽然童年生活无忧无虑，但是好景不长，13岁时葛洪的父亲就病逝了。由于他的父亲为官清廉，家中毫无积蓄，葛洪与母亲的生活随即陷入困厄之中。母子二人只好扶柩还乡，开始了自食其力的农樵生活。

由于家境败落，少年时期的葛洪只能靠上山砍柴换取文具用来学习，他非常努力，经常苦读到深夜。公元303年，葛洪因平息农民起义有功，被皇帝任命为伏波将军，赐关内侯。人到中年后，葛洪逐渐远离官场，一心致力于医学与道家的研究。后来，他主动要求到广东一带做一个小小县令。在广东，葛洪拜南海太守鲍靓为师。鲍靓把女儿鲍姑嫁给了他，鲍姑后来成为历史上著名的女灸家。

隐居在广东罗浮山后，葛洪一边炼丹、采药，一边从事著述。他在进行大量医学研究后编著了一本多达百卷的巨著《金匮药方》。但是，由于《金匮药方》内容太多，难于携带，尤其遇到危急情况，不方便随时翻阅查找，葛洪便将其中有关临床常见疾病、急病等内容单独摘出，简编成一本《肘后救卒方》，便于携带，以备不时之需。屠奶奶就是在葛洪《肘后救卒方》的启发下，研究出了抗疟神药——青蒿素。

## 衣袖里的秘密

厉害了，我的《肘后救卒方》！这是一本什么样的书啊！

《肘后救卒方》在历史上不同时期又被称为《肘后备急方》《肘后方》等，主要记载了一些常见病证的简便疗法和急救疗法，它也是中国医学史上第一部临床急救手册。葛仙翁为什么把这本书叫作"肘后方"呢？

"肘后"，其实就是胳膊肘后面。胳膊肘后面有秘籍吗？对，胳膊肘后面有一个神秘的"小世界"。看过古装戏的都知道，古人衣服的袖子又长又宽，所以有"长袖善舞"的说法。《后汉书·马廖传》记载："城中好大袖，四方全匹帛。"也就是说，古人用四四方方的一匹帛，裁成一个袖子啊！虽然有些夸张，但也足见袖子的宽大。正是因为古人的衣服袖子比较宽大，所以上衣中的口袋便置于袖内的肘后。胳膊肘后面能装很多东西，其中就包括书。尤其，把医书放在肘后的口袋中，可以随身携带，随时取出查阅，非常适于急救检索之用。"救卒"就是救治突然发生的急症。《肘后救卒方》里收录的处方多用于急症的治疗，既简易又有实效。

这本书还是记载世界医学史之最最多的中医古籍。它最早提出各种急性传染病并非鬼神作祟，而是由自然界中的一种"厉气"造成；最早记载了羔虫病、天花、狂犬病、结核病等；最早记载隔物灸疗法、小夹板法固定骨折疗法；最早使用"角弓反张"这个医学名词。尤其，最早记载了青蒿抗疟，为后世的抗疟疾药物的开发奠定了可靠的基石。

## 一言惊醒梦中人

疟疾，中国老百姓俗称为"打摆子"，发病时一会儿感觉高热焚身，一会儿又感觉如坠冰窟，颤抖不止……这是一种古老的恶疾，因其传播广泛，致死率高，曾经是对人类威胁最大的疾病之一。

20 世纪 60 年代，疟疾在东南亚肆虐。当时，屠奶奶临危受命，被委任为"全国疟疾防治研究领导小组办公室"组长，专门研究如何用中草药治疗疟疾。屠奶奶带领研究小组先后对多种中草药进行了实验，其中就包括后来提炼出青蒿素的中药——青蒿。他们把青蒿煎成药汁，发现青蒿汁没有良好的抗疟效果。因此，第一轮实验中青蒿很快就被淘汰了。

可是，令屠奶奶百思不得其解的是，在古代中药典籍中，屡屡提到青蒿是治疗疟疾的良药！难道是实验出了问题？为了解开疑惑，屠奶奶多次翻看古代医书，当她看到葛洪所著的《肘后救卒方》时，困扰多时的问题豁然开朗了！《肘后救卒方》中有一句话："青蒿一握，以水二升渍，绞取汁，尽服之。"啥意思？简单说，就是古人使用青蒿时并不煎煮，而是把青蒿"榨汁"服用！原来，青蒿的有效成分经过高温煎煮会被破坏掉。正是这个提示，使屠奶奶最终推开了紧锁青蒿素奥秘的大门。

# 1-7 习大大的礼物

2017 年伊始，国家主席习近平首次出访时来到世界卫生组织总部。访问期间，习大大代表中国将一件礼物赠送给世卫组织，这件"国礼"就是一座"针灸铜人雕塑"。习大大在致辞中告诫大家，要继承好、发展好、利用好传统医学。针灸铜人作为中医学，尤其是针灸学的重要载体，从古至今都发挥着巨大的作用。

## "惟一"设计的"唯一"

北宋时期，医学界有一位数一数二的针灸大家，他不仅被封为翰林医官、尚药奉御骑都尉等官职，还是太医局的针灸学教授，他的名字叫王惟一。这位王惟一打造了中国乃至世界上最早的针灸铜人，设计了古代独一无二的针灸学习与考试技术！

王惟一在担任太医局针灸教学的过程中，为了让学生更直观地学习经络知识，他常常绘制人体经络图，在相应位置标注腧穴的名称。但是，人是立体的，平面图不能完全满足教学的需要。王惟一设想，如果能制作人体模型，让学生更加直观地学习针灸，那就太好了！由于时代科技发展水平的限制，制作人体模型只能选用铜或者铁这样的金属材料，然而，铜在古代是非常珍贵的金属，属于国家重点管理的物资，而且真的要制作模型，绝非一个人能够完成，需要一个团队整体的配合和劳作。每每想起，王惟一只能一声叹息了……

机会总是留给有准备的人！王惟一遇到了这样的机会。北宋的宋仁宗皇帝非常喜爱医学，尤其是针灸学。这位皇帝不仅爱好广泛，而且颇具创造力，他跟王惟一想到了一起，认为针灸的学习如果只通过看书的方式只能心领神会，远不如实物直观。于是，宋仁宗下令铸造用于针灸学习的铜人！早有准备的王惟一当仁不让地得到了总设计师的职位。

王惟一设计了两具一模一样的针灸铜人。公元1027年，经过三年的努力，王惟一组织全国的能工巧匠终于铸造成功，这两具铜人后来被人们称为"天圣针灸铜人"。这两具铜人都是由青铜铸造，身高和一般青年男子相仿，面部俊朗，体格健美。头部有头发及发冠，上半身裸露，下身有短裤及腰带。人形均为正立，两手平伸，掌心向前。铜人里面是中空的，由"背""面"两个青铜铸件连缀而成，可以利用特制的插头来拆卸组合。铜人体表标有354个穴位名称，所有穴位都凿穿成小孔。体腔内还有木雕的五脏六腑和骨骼，体现了当时较高的铸造工艺，成为世界上最早的针灸铜人。

## 针灸领域的"对外开放"

宋"天圣铜人"铸造完成后，一具藏于医官院，一具藏于大相国寺。

宋代医官院每年都会进行全国统一的针灸医学会试。会试前，医官先命人将水银注入铜人体内，再将铜人体表涂满黄蜡，完全遮盖铜人身上的经络与穴位。考试时，应试者根据考试题目在铜人身上下针，如果平时学习刻苦，临床经验丰富，应试者一旦准确扎中穴位，针拔出时水银就会从穴位中流出。当时，人们把这一奇特的现象称之为"针入汞出"。当然，如果穴位选错了位置，恐怕把针扎弯也不会刺进坚硬的"铜皮"吧！这种用铜人作为人体模型进行考试的模式在当时可是世界独一份，开创了运用医学模型进行考试的先河！

大相国寺是北宋最热闹的地方，另一具铜人就被安放在其中的"仁济殿"内。为什么针灸铜人会放在香火缭绕的寺庙里面呢？原来，王惟一完成天圣铜人的铸造后，为了进一步全面介绍铜人身上的针灸学知识，他根据针灸铜人身上的经络腧穴知识，专门写了一本书，书名就叫《铜人腧穴针灸图经》，这本书是学习铜人身上针灸知识的钥匙！不仅如此，深谋远虑的王惟一担心书籍不易保存，或者再有好事者随意往书上添上两笔，破坏了原书的严谨性，他创造性地把《图经》的内容刻在十几块大石碑上，与铜人一起放在"仁济殿"内。大相国寺是当时最大的寺庙，历代名人墨客都会往来于此，其中就有很多针灸爱好者，来到这里不仅可以学习石刻上《图经》的内容，还可以对照铜人进行实际观察，推广针灸知识。

## 梦想照进现实

针灸是一门医疗技术，技术的进步与发展离不开创新。探寻针灸疗法的历史，最早可以追溯到上古的伏羲时代，然而，伏羲所代表的时代大约是旧石器时代向新石器时代过渡的阶段，那个时期还没有金属工具呢！没有金属工具用什么工具？石头！当时叫作"砭石"。新石器时期，人类已能够打制较为精细的石器工具，用石头磨制成各种形状的石针，用以刺激人体某些部位达到治疗目的。随着人类冶炼技术的出现，针刺工具发生了重大变革，真正的金属针具被制作出来。金属针具更加锋利、尖锐，可以刺入皮肤，扩大了针刺技术的范围，推动了针刺技术的发展。

针灸铜人是古人在研习针灸学道路上的设想与创新，随着现代科学理论和技术的发展，越来越多的高科技给古老的针灸学带来更大的推动力，把人类的许多梦想照进现实！例如：利用激光照射产生的光针，利用脉冲技术产生的电子针，利用超声技术产生的超声针，利用红外线技术产生的温针，利用磁疗技术产生的磁针……

古老的针灸技术在未来世界的发展中会日新月异，说不定，哪位小读者就是未来新型针灸技术的创新者！让我们翘首以待！

# 1-8 | 当个太医容易吗？

随着宫斗剧的流行，各种情节中都离不开一个重要角色，那就是"太医"。热播剧《甄嬛传》中每每到了高潮时刻，但凡有妃嫔晕厥、皇上犯病或者证人中毒之类的劲爆桥段，必然会出现一句耳熟能详的台词："太医！传太医啊！"温文尔雅的温太医不仅情场失意，而且每次出现在主子面前时，基本都是下跪诊病的形象。"太医"到底是什么级别的人物？官究竟有多大？怎样才能成为一名太医？真的像温太医那么"悲催"吗？放眼真实的历史舞台，其实，古代真实的太医职业就是一个字——"苦"！

## 读尽医书五六担，老来方能见圣面

太医属于吃皇粮的职业，是正经的公务员编制，要想谋到这个差事实属不易！自南北朝开始，政府正式开设官办医学教育机构，此后多数太医都是经医学学校多年苦心培养，层层考核，最后筛选其中优秀者才能入职人医院的。

　　以宋代为例，北宋设立的"太医局"堪称史上最严医科大学，能从太医局毕业绝对不是一件容易的事！首先，太医局对生源严格把关，年龄必须在 15 岁以上，而且考生还要有"翰林医官"等政府公务员做担保，并在太医局旁听一年后才能获得入学参加考试的资格。入学考试的题目是十道问答题，内容选自《黄帝内经》等古代经典医学著作，回答出五道以上为合格，将由"太常寺"发一份正式"录取通知书"，这样就可以进入太医局开始真正的学习了。太医局经过一段时间的发展，借鉴了当时最高学府"太学"的教学模式，将学生分为三个年级，依次称作外舍、内舍、上舍，学生要通过各种考

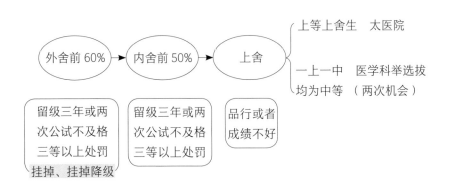

试评定等级，决定今后的去留，而且考试成绩与品行情况一起核算。注意！太医局采取的可是淘汰制！

太医局中的学习还非常重视临床实践，这一项也是将来能否任职医官的重要评价标准。太医局要求学生免费给其他高校的学生和驻京部队的士兵看病，并进行详细记录，一举两得，既解决了学生实习问题，又解决了军队和学生的医疗问题！

年终，学校还会根据平时的治验记录发放上、中、下三等奖学金，据说每年大约有100人能够拿到治病所得的"奖学金"。而大多数拿不到奖学金的学生就只能自己解决食宿花费，其竞争压力之大可想而知。这种严格的末位淘汰制异常艰苦，因此能够通过苦读进入太医院的也只是凤毛麟角！

当然，也有特殊的时候！当皇帝得了疑难杂病，太医们束手的时候，也会从民间征召高手。此时若一旦治好了皇帝的病，便可以一步登天，直接进入太医院就职了。有的地方官员为了自己的前途，也会保举各地名医，一试身手。当然，给皇帝看病可不是随随便便的，这些"野路子"必须经过太医院专家团考核，证明确有真才实学者方能给帝后诊治。

## 战战兢兢诊病痛，清清廉廉苦半生

尽管只有金字塔尖的学生才能"熬"到太医的位子，但实际上太医的生活却不那么风光，等级也并不算高。以清代太医院为例，清廷的太医们分为四个级别：

第一级"御医"：岗位指标十三人七品，和县令一个级别；

第二级"吏目"：岗位指标二十六人八品、九品各十三人；

第三级"医士"：岗位指标二十人从九品；

第四级"医生"：岗位指标三十人无品，相当于助理医师。

总体来说，太医院的太医真正拥有独立行医资格的计算下来就五十九个人。他们不仅要遵守宫廷的各项规矩，每日战战兢兢，诊病时还得哈腰跪地给皇上把脉；遇到主子不高兴，或者病情叙述不清时，没准儿随时还会挨上一脚！这都不算什么，遇到主子们病故，也许太医们就得获罪甚至陪葬！

太医们不仅级别低，还属于低收入人群。明代太医的待遇是最惨的，永乐年以前，太医院的医士竟然是没有薪水的！永乐年开始，政府才给有家室的人每月发五斗米，没有家室的每月发三斗米，这点粮食，连糊口都不够！

实在吃不饱，怎么办？跑吧！明代曾经出现医士们因生活困苦而私下逃走的情况。为了收拾这尴尬的残局，太医院领导甚至请求各州县长官协助寻找逃跑的医士，以严肃纪律。也许，明代只是比较特殊的时期，历史上并不是所有朝代的太医都很清苦，大多数人基本的生活温饱还是没有问题的，有些高水平的太医生活也很富足，但工作压力却着实不小！

## 少年易老学难成，一寸光阴不可轻

相比之下，虽然现代中医医生的培养没有淘汰制那么严格，但依然需要苦读苦学苦熬八年，才能有资格参加医师资格考试，成为真正的"中医师"。

"5＋3＋X"，即在5年医学类专业本科教育和进行了3年住院医师规范化培训后，再依据各专科培训标准与要求进行2—4年的专科医师规范化培训，成为有良好的医疗保健通识素养、扎实的专业素质能力、基本的专科特长和相应科研教学能力的临床医师。此后的职业生涯中，还要有各种继续教育来拓展自己的知识。

5 + 3 + X + 继续教育：

继续教育阶段——终身——知识更新；

专科定向培训——X 年——专科技能；

住院医师培训——三年——临床技能；

大学学习阶段——五年——基础知识。

从古至今，医生都是非常高尚而严谨的职业。虽说医学生最辛苦，往往要付出巨多的时间与精力不断学习知识与实践理论，但无可否认，生命是人类最珍贵的东西，在生命面前，医生这个职业神圣而伟大！

# 1-9 | 四大医家笑傲江湖

话说金元时期，战祸连绵、民不聊生，连年征战导致疫病蔓延、疾病横生。俗话说，"时势造英雄"，疫病流行的年代也造就了医学界的"英雄"！他们纷纷著书立说，创新自己的疗法，一时间医学界各大流派纷纷涌现，一声鼓角争鸣起……

其中，有四大医家最为突出，成为医学江湖的"带头大哥"！他们就是刘完素、张从正、李杲和朱震亨。这四位医学宗师又被后世尊为"金元四大家"。

## 寒凉宗师——刘完素

刘完素（约 1110—1200 年），字守真，自号通玄处士，金代河间人士，医学江湖人称刘河间，创"寒凉派"。

一代宗师走上医学道路的背后充满辛酸！刘完素自

幼家贫，母亲身染重病，他几次都因为没钱而请不到医生，最后眼睁睁看着母亲因病情延误而亡。丧母之痛使得刘完素下定决心学习医学。他每天钻研《黄帝内经》到深夜，最终成为"寒凉派"的开山祖师。成名后，金章宗皇帝曾三次邀请他做官，均被刘完素拒绝了，他始终坚守为民诊病、解救疾苦的信念，最后金章宗皇帝为他赐号"高尚先生"。

刘完素生活在河北一带，这里地处北方，气候干燥，平日里人们无肉不欢，又喜好饮酒，而且北方人体质壮实，这些环境、气候、饮食、体质等方面的特点都会使人容易上火。尤其，感受外邪导致疾病发生后，也容易转化成火热的症状。由此，刘完素独辟蹊径，运用性味寒凉的药物来治疗实热病症，并创立了一系列如何使用寒凉药物的方法，成为开创"寒凉派"的掌门人。

## 补土国手——李杲

李杲（约 1180—1251 年），字明之，金代河北真定人士，医学江湖人称东垣老人，创"补土派"。

最可怕的学霸是什么？就是比你有钱、比你有才，还比你努力的人！李杲就是这样一位富二代学霸。李杲自幼家境殷实，学习刻苦，才华横溢！这样的"富二代"本应该去考取功名啊？原来，李杲的母亲死于庸医之手，这件事促使他下决心要改学医学。李杲拜名医张元素为师，张元素认为这个公子哥不会认真学习，只是来玩玩，于是收了他"千金"的学费。然而，这位富二代却非常努力，苦读医书，深入钻研，使得张元素对他刮目相看，最后尽得老师的真传，而且青出于蓝而胜于蓝！

　　李杲生活的年代正值金元战争时期，他所居住的都城被元兵围困了三个月，解围之后，恶劣的环境导致疾病流行，每天都有很多人死去，送到城外埋葬的尸体每天都有上千具。经过认真思考后，李杲认为，战争期间人民饱受饥饿、劳累、惊恐、离乱的痛苦，起居饮食也受到严重影响，由于精神受刺激，饮食不调，起居不时，劳累过度，使脾胃受伤，脾胃之气不足，人体的元气也会受损，因而产生疾病，这就是《黄帝内经》里说的："内伤脾胃，百病由生。"由此，李杲创立了一系列调补脾胃的方子。因脾在中医五行中属土，因此后世将他创立的学派称为"补土派"。

## 攻邪达人——张从正

张从正（约 1156—1228 年），字子和，号戴人。金代睢州考城县郜城人士，创"攻邪派"。

这是金元四大家中最有性格的一位！张从正出身医学世家，从小便幼承庭训，博览医书。二十多岁，张从正就开始独自行医了。年轻时他做过军医，历练自己的医术。到了花甲之年，因为医术高超，便被邀请到太医院做太医。但是，由于张从正性格孤傲，看不惯医官的行为，很快便辞归故里。张从正曾经说过，不愿意为富贵人家诊治，因为富贵人家总是同时请多位医生共同诊治，张从正有自己独到的见解，不愿意听从其他医生的意见，而其他医生也看不惯张从正的孤傲。

张从正生活在金元之际，由于战争，北方少数民族南下，但还保持着大口喝酒大口吃肉的饮食习惯，久而久之，体内蓄积了很多湿热之邪。受刘完素的影响，张从正用寒凉的药物治疗，但效果并不十分理想。于是，张从正在使用寒凉药的基础上提出，使用汗、吐、下三种方法，促使蓄积在体内的热邪祛除，最终发展成为"攻邪派"。

## 养阴大家——朱丹溪

朱震亨（1281—1358 年），字彦修，元代婺州义乌人士。因家乡有一条溪流名叫丹溪，后来医学江湖多尊称他"丹溪翁"或"丹溪先生"，创"养阴派"。

学习——永远都不晚！朱丹溪拜师学医的时候，已经43 岁了！朱丹溪幼时聪慧过人，勤奋好学，有志于考取功名。30 岁的时候，由于母亲患病而自读医书，最后竟然凭借自己的药方将母亲的疾病治愈。36 岁的时候，朱丹溪师从朱熹的四传弟子许谦专修理学，但不久后许谦重病卧床。此时，师父许谦竟劝说朱丹溪改学医学。听从师命，朱丹溪决定改学医学。为了拜当时的名医罗知悌为师，朱丹溪往返三月千里求师，成为罗知悌唯一的弟子。起步虽然晚，但朱丹溪非常刻苦，最后还治愈了许谦十几年的顽疾。

早年学习理学的经历深深影响了朱丹溪。理学中常常会探讨自然界的现象，理学家认为：太阳属阳，总是圆圆红红的；而月亮属阴，月亮总是缺一块，只有每个月十五的时候才会圆。由此，理学家们认为自然界中的阴常常不足。受这种观点的影响，朱丹溪认为，人体的规律与大自然的规律是一致的，在大多数时候人体内的阴也是不足的，而阳气却是充足的。因此，在治病时朱丹溪多用养阴的方法为主，在临床取得了很好的疗效。最终凭借精湛的医术声名鹊起，成为"养阴派"的掌门人。

# 1-10 人工免疫的先驱

听说过门神、财神、灶神、山神……你知道"痘神"吗？《封神演义》里就讲了这位"痘神"的来历。姜子牙伐纣时与余化龙交锋，余化龙的儿子暗中用妖术将"痘毒"四处撒播，士兵们沾染"痘毒"后都长了一身的脓包！危急时刻，姜子牙拜求伏羲氏赐丹救治。痘疹治愈后，将士们的脸上竟然都留下了点点疤痕。为此，姜子牙克商兴周之后，为了出口恶气，封余化龙为"痘神"。

其实，"痘神"是古代天花的流行的产物。

## 夺命毒"花"

"痘"是什么"痘"？古代，人们只要看到身体上长出豆状的脓包，都把它称为"痘"，包括水痘、青春痘等。但是，在多种"痘"中，最凶险的就是《封神演义》里提到的"痘毒"，后来人们又叫它"天花"。

"花"是什么"花"？得了天花以后，一般会出现发热、乏力、头痛等症状，体温可高达41℃以上，而且病人还会浑身长满脓包。在这个过程中，病人十分疼痛，浑身上下满是脓包，就像一只全身肿胀的怪物。许多病人在出疹的头几天就会死去，既便侥幸活下来，脓包干裂结痂后，皮肤上也会留下永久性的瘢痕，俗称"麻斑"或者"麻子"。因为古代不知道这个病的原因，认为是受到上天的惩罚，而且患者脸上的瘢痕像"花印"一般，所以这个病被叫作"天花"。其实，现代医学研究已经发现：天花是一种由"天花病毒"引起的急性传染病。

"毒"是什么"毒"？天花病毒又被称为"穷人的核弹"，言外之意，它对人类的杀伤力好比核弹！如果天花病毒被用来做生物武器，将具有毁灭性的杀伤力！难怪，美国前总统布什为了预防天花病毒制成的生物武器，曾经带头接种了天花疫苗。天花病毒不仅生存能力十分顽强，能对抗干燥和低温，在尘土中可以生存数月至一年半之久。而且传染性极强，可以通过飞沫或直接接触而传染，没有患过天花或没有接种过天花疫苗的人均能被传染。20世纪60年代，德国某医院曾经发生过三楼天花病人开窗通风，导致五楼病人被感染的案例。

## 谈"花"色变

若干世纪以来，天花的广泛流行使人们惊恐战栗，谈"花"色变。

考古发现，古埃及法老拉美西斯五世（Ramesses V）木乃伊的脸部、脖子和肩膀上，都有天花留下的疤痕，这是人类历史上最早的天花病例，距今已经有三千多年的历史。古代，天花作为一种瘟疫曾经给人们带来巨大的灾难。公元11世纪，罗马教皇组织十字军远征，正是这种可怕的传染病使十字军几乎全军覆没。天花面前人人平等，不仅平民，就连高高在上的帝王，也难逃天花的魔掌，据记载：法国国王路易十五、英国女王玛丽二世、德皇约瑟一世、俄皇彼得二世、中国清代的顺治和同治皇帝，都是感染天花而死的。中国古代有句民间俗语："生了孩子只一半，出了天花才算全。"可想而知，天花对人类的影响是非常巨大的。

## 防"花"之术

看到这里，吃瓜群众怕是对天花都产生恐惧了吧？

告诉你，现在天花已经被彻底消灭了，而且它是人类历史上第一个被灭掉的传染病，为此，中国的"人痘接种术"做出了巨大贡献。

面对肆虐的天花，中国古代的医师们积极探索，采取预防措施。到了清代，预防天花的"人痘接种术"已经成为很成熟的医疗技术。主要有四种预防天花的接种方法：

"痘衣法"：将天花患者的内衣，给没有得过天花的人穿上。

"痘浆法"：采集天花患者身上脓包里的浆，用棉花沾上一点，然后塞进没有得过天花人的鼻孔里；

"旱苗法"：把天花患者后期脱落的痘痂研成粉末，再用银制作的细管子吹入没有得过天花人的鼻孔里；

"水苗法"：把天花患者脱落的痘痂研成粉末，用水稀释后蘸在棉花上，塞在没有得过天花人的鼻孔里。

我和我的小伙伴们都惊呆了……不是吧？这不就是故意把天花传染给健康的人吗！其实，这跟我们现在打预防针接种疫苗的道理是一样的。我们平时接种的疫苗就是病毒或细菌，只不过用人工方法给它降低了毒性，或将它灭活，或将它破碎。但无论怎样处理，病毒或细菌里一个叫作"抗原"的成分必须保留，注射到人体后，人体就会产生一种叫作"抗体"的保护物质，当外界真的有细菌或病毒侵犯我们的身体，"抗体"就会将他们清除掉。"人痘接种术"实际上就是采用人工的方法，使健康人感染一次轻型天花而获得这种专门针对天花的"抗原"，以后就再也不会得天花了。

但是，早期"人痘接种术"并不成熟，被接种者有可能会感染重型天花而死亡。通过反复实践，医师们逐渐淘汰了不安全的"痘衣法"和"痘浆法"。而且，医师们认识到，接种到鼻孔里的"天花粉末"必须经过反复培养，降低毒性。古人采取连续人工接种的方式，利用人体完成逐渐减毒的过程，最终获得毒性低、安全性高的"种苗"。

据说，当时不少精明的医师家里，都保存有这种安全性很高的种苗，有效控制了"人痘接种术"的成功率。到十七世纪，中国的人痘接种术已普遍推广并流传至欧洲。

# 我们的洪荒之力

2

# 2-1 妈妈叫你买"东西"

去超市，买"东西"；逛淘宝，买"东西"；东西南北四个字同是方位词，为什么不去买"南北"呢？

传说，南宋理学大家朱熹，家乡有个叫盛温和的好友，此人亦是博学多才的人。一天两人相遇于巷子内，盛温和手中拿着一个竹篮子，朱熹问他："你去哪里？"盛回答说："我要去买东西。"朱熹听了这话，很好奇，随即问道："你说买东西，为什么不说买南北呢？"盛温和反问朱熹："你知道什么是五行吗？"

朱熹答："我当然知道，不就是金、木、水、火、土吗。"盛说："不错，你知道了就好办，现在我说给你听听。东方属木，西方属金，南方属火，北方属水。我的篮子是竹子做的，盛火会烧掉，装水会漏光，只能装木和金，所以只能叫买东西，不说买南北呀。"

天天挂在嘴边的最简单的词"东西"，竟然与如此深奥的哲学概念"五行"有关系，真是不可小觑。五行，是我们的祖先在生活中形成的概念，指金、木、水、火、土五类物质。木，可以代表一切植物，如花草树木、蔬菜、庄稼等；火，代表一切性质属热的事物；土，指各种土壤、土地；金，可以代表一切金属矿物，如金、银、铜、铁、锡等；水，就是代指了水的各种形式。

## 五行对应表

| 自然界 | | | | | | 五行 | 人体 | | | | | | | |
|---|---|---|---|---|---|---|---|---|---|---|---|---|---|---|
| 五行 | 五色 | 五化 | 五气 | 五方 | 五季 | | 五脏 | 五腑 | 五官 | 五体 | 五液 | 五志 | 五华 | 五脉 |
| 酸 | 青 | 生 | 风 | 东 | 春 | 木 | 肝 | 胆 | 目 | 筋 | 泪 | 怒 | 爪 | 弦 |
| 苦 | 赤 | 长 | 暑 | 南 | 夏 | 火 | 心 | 小肠 | 舌 | 脉 | 汗 | 喜 | 面 | 洪 |
| 甘 | 黄 | 化 | 湿 | 中 | 长夏 | 土 | 脾 | 胃 | 口 | 肉 | 涎 | 思 | 唇 | 缓 |
| 辛 | 白 | 收 | 燥 | 西 | 秋 | 金 | 肺 | 大肠 | 鼻 | 皮 | 涕 | 悲 | 毛 | 浮 |
| 咸 | 黑 | 藏 | 寒 | 北 | 冬 | 水 | 肾 | 膀胱 | 耳 | 骨 | 唾 | 恐 | 发 | 沉 |

古人进一步推想，以五种物质的功能属性来归纳所有事物或现象的属性，从而万物都可装进这五个框框中去。例如方位东南中西北，对应的就是五行木火土金水。

北京中山公园社稷坛的五色土，就是在方位的对应上又加上了五色青、赤、黄、白、黑。五行还可以对应五味、五音、五脏、五官、五体等，下面这个表就是中医院校的学生学到这里都要背的哦！

## 打破砂锅问到底
### ——金木水火土还是木火土金水？

大家说起五行，总是"金木水火土"。怎么到了我们的嘴里，变成了"木火土金水"呢？这个顺序有什么特殊含义吗？

那是当然，中医"科班"出身的，必然是念后面这个顺序的。

五行是有其特殊的生克规律的。五行相生是按照"木—火—土—金—水"的顺序。草木必要得到水的润养才能生长，这就是水生木；木可以燃烧生成火；火烧完了是灰烬，可以变成土；土

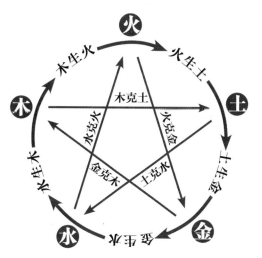

我们的洪荒之力

里面可以挖出金属来（铁矿、铜矿、金矿等），所以土又生金；金属融化了又变成液体就成水了；水能滋润树木花草，于是水又生木。这种关系称为"母子关系"。

五行与一年的季节对应就是：木—春、火—夏、土—长夏（夏季最后一个月份）、金—秋、水—冬。一年之计在于春，春天是一年的起始，万象更新的日子，当然木就排在第一了。

五行还可以按上述顺序隔一个相克，即"木—土—水—火—金"的顺序依次相克。斧头可以把树砍倒，因此说金是克木的；水可以把火浇灭，所以水是克火的；我们都知道"水来土掩"这个成语，说的就是土是克水的。

## 做个小郎中——做人要会"吃点苦"

五味与五色一样，也具有五行的属性——酸味属木、苦味属火、甘味属土、辛味属金、咸味属水。

"吃点苦的能败火！"妈妈常会这样说，然后让我们吃苦瓜，喝莲子芯茶。适当"吃点苦"对健康的确是有益的。

根据五行理论，夏季属火，而火在五味中对应苦味。炎炎夏季，人们普遍燥热上火，这时可以吃点苦味食物清热败火、排毒利尿。生活中我们常吃的苦味食物有苦瓜、苦菜、莲子、芦笋、莴笋等。这些食物虽属苦味，但不像黄连等苦味药物那样药性峻烈，也不会苦的难以下咽，以我大中华的烹饪技术加工之后也是一道道美味呢！

现代科学研究也证明，苦味食品多含有生物碱、氨基酸、苦味素、维生素及矿物质等人体十分需要的物质，且具有解热去暑、提神除烦、健胃等功用。特别是进入夏季，消化功能障碍时，由于人舌面的味蕾对苦味非常敏感，吃点苦味食物可以刺激脾胃的消化能力，增进食欲，使之恢复正常。

不过对于平常就怕冷、经常拉肚子的虚寒者而言，一味强调"吃苦"反而有害无益。苦味是清热的，这类人原本体内的阳热就不足，还吃苦就成了"雪上加霜"了。

# 2-2 大宇宙和小宇宙

在广西壮族自治区，流传着一个关于巴马的故事：一位头发花白的老爷爷坐在家门口伤心地哭泣。当有人闻声赶来的时候，老爷爷的父亲从家里出来解释道："因为儿子不听爷爷的话，所以我才打了他。"大家感到十分新奇，随之询问爷爷在哪里，当听到爷爷正在山上砍柴，已经百岁高龄的时候，不禁连连赞叹。这个故事形象地展现了巴马的长寿传奇。

巴马是世界五大长寿之乡中百岁老人分布率最高的地区，被誉为世界长寿圣地。国内外专家学者对巴马的长寿现象进行了大量的调查，认为巴马人之所以福寿延绵，除了他们生活简朴、起居有常、性格恬淡豁达、勤于劳作等外，主要得益于巴马独特的高磁环境、优质的水源和土壤、充沛的日照阳光、丰富的负离子空气等。

正是这独特的自然环境，给了巴马人民长寿不衰的生命动力，使得人和自然和谐共生。

如此看来，巴马人的长寿秘诀和"天人合一"的养生思想不谋而合嘛。纳尼？纳尼？纳尼？看到这里，大家是不是有点摸不着头脑？不要着急，下面咱们就一起聊聊中医"天人合一"的知识。

## 打破砂锅问到底——解密中医"天人合一"

"天人合一"中，"天"和"人"从字面上可以理解为宇宙或自然的存在、人的存在。"合一"有一致及相合为一的意思。仰望天空，日月星辰交相辉映，阴晴雨雪万般变幻，春夏秋冬四季流转，带来了一片勃勃生机；俯视大地，崇山峻岭连绵起伏，江河湖海川流不息，沃野千里滋润着万物生长，承载了生命和希望。天地孕育万物，万物有之生长发育，而人类作为万物中的一员，应天时、顺地理，才是王道。

有句话说的是好："每个人都有一个小宇宙，应该燃烧出自己的形状。"中医则对此有更为深入的理解，认为每个人生活居住在天地之间，定会接受到源于大宇宙所赋予的内涵和属性，与之息息相通。当自然界发生季节更替、昼夜晨昏的变化、地域差异等各种运动变化时，都会直接或间接地影响到人体，从而使机体相应地反映出各种不同的生理活动或病理变化。所以，人体小宇宙存在于自然界大宇宙之中，既要保持自身的规律又要和大宇宙规律相吻合，才能达到二者和谐统一的最佳境界。而中医"天人合一"的养生思想就是指导人们在日常生活中、与自然相处中，如何顺应自然规律、如何寻求平衡，从而拥有一个健康的生活状态。

## 做个小郎中——顺时养生，子时即眠

在一个伸手不见五指的夜晚，街道上行人寥寥无几，偶尔才会传来几道鸡鸣犬吠声……当以为尘世的一切仿佛将归于沉寂时。忽然，从远处传来一阵阵声音："咣，咣，咣……子时三更，平安无事！咣，咣，咣……子时三更，平安无事！"没错，这就是古代打更人报时的场景。

子时又名子夜、中夜，是一天十二个时辰的第一个时辰，相当于现在的夜里23点到凌晨1点。中医认为人体气血运行的变化与大自然的昼夜变化有着密不可分的联系。子时为胆经主时，是体内阳气开始生发的时候。《黄帝内经》曰："凡十一脏皆取于胆。"说明胆气的生发决定了其他十一个脏器的健康情况。如果人们不能在子时前入睡，不仅会失去了养护阳气的良机，久而久之，还会引发胆火上升、头疼、失眠等症。

然而，当下又有多少人能遵守正常的作息时间呢？现代社会生活节奏越来越快，丰富多彩的夜间活动，也让很多人熬成了"夜猫子""夜游侠"。这种不良现象尤其在年轻群体中越演越烈，很多人仗着自己年富力强，肆无忌惮地挥霍自己的人生。电影《无间道》说得好："出来混，迟早要还的。"你如何对待自己的身体，迟早有一天，身体就会给你相应的反馈。因此，作息还是规律好，子时入睡不得了。护胆养生为第一，身体康健步步高。

人体是个小宇宙，所处的外在自然环境是个大宇宙，小宇宙和大宇宙并不是不相通，而是相互感应、相互影响、相互交流的。所以，人要顺应自然，与自然和谐相处，便是二者长久发展共处的重要保障。好啦，本次中医"天人合一"内容就要结束了，不知道大家有没有Get到一点知识呢？

# 2-3 | 人人都有洪荒之力

 

 

2016 年 8 月 8 日里约奥运会，中国游泳选手傅园慧在女子 100 米仰泳半决赛中以 58 秒 95 的成绩晋级决赛。当她得知这个喜讯后，兴奋地向记者说道："我游的这么快？我已经很满意了！我已经用了洪荒之力啦！"伴随她直爽的性格和生动的表情，"洪荒之力"一词迅速红遍国内外。久而久之，我们不禁要问，洪荒之力究竟指的是什么呢？

南北朝韵文《千字文》有云："天地玄黄，宇宙洪荒。"洪荒是指混沌蒙昧的状态。传说远古时代，天地初始，万物混沌一体，洪水泛滥成灾，几乎将世界毁于一旦。所以，我们暂且可以将洪荒之力理解成一种来自远古世界的神秘力量。如果说这一概念年代久远、义理深奥，难被人熟知。现代影视剧《花千骨》对它的创作演绎，则普遍被人们接受：相传江湖中，得洪荒之力者得天下。只要集齐十方神器，打开封印便可释放令神、魔、仙三界无法抵抗的力量，一统天下。所以，花千骨的洪荒之力被视为大到难以想象，足以改变世界的仙魔灵力。

在尚未知洪荒之力是何方神圣的时候，许多人都对它心生向往却又望尘莫及。孰不知，人类体内早已蕴含了一种不亚于上述能力的巨大力量。虽不能及改天换地之力，却能构生命之源；虽不能兴翻江倒海之势，却能燃生命之火。它无处不在、极其细微、难以明辨甚至无声无息，这就是我们人体赖以生存的基础——气。

## 打破砂锅问到底——如何理解气的推动作用？

每次提到气，许多人脑海里第一反应就是武林绝学。可能因为影视剧《武林外传》里郭芙蓉经常施展的武功"排山倒海"，便是以自身愤怒之气加以内力向目标发动攻击的掌法。在动漫《龙珠》里孙悟空与对手争斗中，多将全身能量聚集于双掌并一起发射出来，形成一股极具攻击性的气功波。然而，如千变万化的武学门派一般，人体的气也蕴含着推动、温煦、防御、固摄、气化等各种神奇的功能。

拿气的推动作用来说。一方面，气具有促进人体的生长发育，激发各组织器官运作的功能。人的一生处于不同的生命阶段，会有着不同的生长变化进程。有如种子从破土而出到发育成树苗，从柔弱小树成长为参天大树，最后日趋凋零，终归尘土的过程。

《黄帝内经》将这一生命周期概括为"女七男八"，指的是在女子每隔 7 年、男子每隔 8 年，生理上会发生一次明显的改变。例如，女子 7 岁、男子 8 岁起，肾气开始充盛，乳牙脱落，头发生长；在女子 28 岁、男子 32 岁时，体内肾气极其充盈，全身达到了最强壮的时期；女子 49 岁、男子 64 岁后，精气少，肾脏衰弱，机体逐渐进入衰老状态。由此可见，人的生长发育和生殖过程和体内的气，尤其是肾气的盛衰有着密切的关系。

另一方面，气还能推动血液和津液的生成、运行、输布及排泄等活动。如果这一功能减弱，就好比水管中水的推动力量减弱，导致水流运行的速度减慢。日积月累，管壁会附有黏着物导致水管堵塞。这也就是人体内痰饮、水饮、瘀血等病理产物产生的原理。

## 做个小郎中——汗多有猫腻儿，日常需摄养

你有没有经历过容易疲劳乏力，经常无缘无故出汗？或者稍微一活动会呼吸短促、汗如雨下的情况？如果答案是肯定的，这些很可能是身体出现问题的信号。

出汗是人体新陈代谢的生理现象。平日生活中，人们最直观的体会是出汗能够散热、排出体内毒素、促进消化、减肥等。当然，正常的出汗有利于身体健康，但如果出现过量的出汗，或者在不该出汗的时候流汗不止等情况，大家就需要提高警惕了。

中医认为，大量出汗多与气的固摄功能减退有关。如果固摄功能充沛，气便会像磁铁一样紧紧地吸住汗液，让它不再流失。反之，汗液就仿佛失去牵引力似的不断外泄，容易引发身体疲倦、气短、小便不利、口渴、心悸等症状。那么，大家如果遇到出汗异常的情况，除了服用药物治疗外，还能够通过何种方式"止汗"呢？最简便易行的方法就是要做到"动动嘴，迈开腿"。

"动动嘴"不仅要将谷类、蔬菜、水果等进行合理的膳食搭配，还要多吃大枣、山药等具有补气固涩作用的食物，有助于将体内过度升散的气收敛回来。"迈开腿"

是要大家走到室外，多进行散步、慢跑、游泳等活动，激发体内的阳气。也可以通过练习太极拳等舒缓运动，强健体魄，逐渐使身体气血、津液、器官等调节能力得到改善。

只有这样，人体才能拥有充沛的"洪荒之力"，即便面临各种艰难险阻，仍能随心所欲地施展能量抵御外邪。所以大家还等什么？心动不如行动。"洪荒之力"，你值得拥有！

# 2-4 | 有精才有神

古代小说《封神演义》中有这样一段：

冬日里下了一场大雪，纣王和妲己在鹿台上观赏雪景。忽然看到西门外有一条小河，雪水积满，行人必须得光脚蹚过河。有个老人走得很快，一点也不怕冷；后面走过来一个年轻人，却因为怕冷不敢前进。

纣王在高处看得很清楚，于是问妲己说："奇怪，怎么有这种怪事？你看那老者不怕冷，走得还很快；这年轻的反而怕冷，走得特别慢，这不是不合常情了吗？"妲己说："陛下不知，老者不怕冷，那是因为他是父母精血旺盛之时所生，从父母那里得到的先天之精充足，骨髓充盈，体质健壮，虽然已经年老，但遇到寒冷的天气，也不太害怕；那个年轻人怕冷，是因为他是父母精血不足时所生，先天之精就弱，骨髓也不充盈，虽然年轻，却身体衰弱形同老人，因此遇到寒冷就先害怕了。"

纣王不信，于是命人把老少二人抓了过来。

接下来如何呢？该是问问二人的父母年纪身体健康与否吧。但《封神演义》里面写的这一对可是妖妃昏君，为了判断是否真如妲己所说，纣王竟然命人用斧头砍断两个无辜百姓腿上的胫骨，查看里面的骨髓。结果真的是老年人骨髓充盈，年轻人骨髓不满。于是证明了妲己所言。

## 打破砂锅问到底——"精"是什么？

古人认为，天有三宝"日月星"，地有三宝"水火风"，人有三宝"精气神"。中医学把"精"作为人体的物质基础，泛指构成人体和维持生命活动的基本物质。

"精"从来源上分为先天之精与后天之精；从功能上分为脏腑之精和生殖之精。

先天之精来源于父母，指中医理论中的"肾"所藏的生殖之精。此精得之于父母，是构成人体、具有生命活力的原始物质。因它来源于先天，并有繁殖后代的作用，所以称为"先天之精"或"生殖之精"。有些人从小身体虚弱，这是因为先天之精不足。

后天之精来源于我们日常摄入的饮食水谷。即饮食物经消化吸收后，变成为有营养的精微物质，这些物质进入人体血液中，营养五脏，灌溉六腑，从而保证了人体继续生长发育，以维持人体日常的生命活动。

先天之精和后天之精对人体健康都很重要。先天不足可以后天补，这就是养生保健的作用；同样先天充足却日日花天酒地、滥吃垃圾食品的，照样也会毁了自己的健康。

## 做个小郎中：蛇精病——神经病——精神病？

网络盛行的"蛇精病""深井冰"，其实都是指的"神经病"。而这个词恰恰是被误解的，因为他们真正想说的是——精神病。

在医学上，神经病是神经系统疾病的简称，例如脊髓灰质炎、脑瘫、末梢神经炎、帕金森病、癫痫等。而精神病指的是精神失常，表现为认知、情感、意志的思考、行动和行为心理活动持续明显异常，不能正常地学习、工作和生活。

而此"精神"非彼"精""神"也。在中医理论中，"精"与"神"是两回事。"神"，是中医的又一个重要

我们的洪荒之力

的基本概念，广义上指人的生命力及外在表现，狭义上指的是神志、情感等。不要以为中医的"神"的概念已经成为老古董了。我们平日里说的："你今儿真精神！"可不是说你今天精神正常，而是说看上去神气充足，身体健康！这个恰好是广义的神的表现。现在说的"精神病"，中医称作"神乱"，指的就是狭义的神的错乱，包括癫、狂等，有轻有重。那个"范进中举"的故事，就是痰迷了心窍、神志失常才会乱说乱跑的。

## 2-5 │ 天癸是个什么鬼

　　李跑堂作为网络小说的忠实爱好者，多年来凭着锲而不舍的精神，一直奋斗在晋江文学城、起点中文网、红袖添香、潇湘书院等小说平台的第一战线上。古人云得好："书中自有黄金屋，书中自有颜如玉。"作为小说迷界的扛把子，跑堂兄在享受了一顿顿视觉盛宴的同时，更是收获了一些知识。这不，最近他就追随着前一阵的热播剧《芈月传》的余温，将其同名小说的阅读任务提上了议程。这不看不得了，一看吓一跳。虽然早已了解历史架空文常会出现一些生僻字，但看这部小说简直像是开了一场"识字大会"，就连最简单的人名，都让人分分钟抓狂：你瞅这芈（mǐ）月不念半月、你瞅那莒（jǔ）姬不念吕姬……这些让自诩"芝士分子"的跑堂兄万分沮丧并开始怀疑人生。

但生活就是这样,"上帝给你关了一扇门,总会给你开一扇窗!"当他看到小说中"王后本就是五十来岁天癸将绝之时,正身体状况反复不定、昼夜颠倒、睡眠无常、脾气暴燥之时,再加上忧惧愤懑之情,这日子便如同煎熬一般,不几日便病倒了"一段便重新燃起了信心,心想"天癸(guǐ)"这个词可是俺们中医娃上课必讲、考试必考的知识,不了解的人都会误念成"葵",就不信大家都能念对。试验后,果不其然,哇咔咔,被问到的小伙伴全部中招,并追问"天癸"究竟是个什么鬼?什么,什么,正在看书的你也想要了解"天癸"这个东东?大家少安勿躁,不要走开,下一 Part 便为诸君一一道来。

## 打破砂锅问到底——天癸是份成人礼

天癸的"天"字有先天、自然之意。"癸"在甲骨文中写作"癶",在《说问解字》中将其解释为"像水从四方流入地中之形",意指呈现水的形状。此外,"癸"在甲、乙、丙、丁、戊、己、庚、辛、壬、癸十个天干中位于最末,在五行属水,在五脏属肾。自古以来,历代医家对天癸有不同的说法,有人说天癸是人的肾气,还有人用天癸指代女子的月经。实际上，天癸是在人体先天肾精中产生，当肾中精气充盈到一定程度的产物。古人称之为"无形之水"，可见它是一种看不见、摸不着的精微物质。

然而，早在《黄帝内经》一书便揭开了天癸的神秘面纱。文中指出男性在二八（16岁）、女性在二七（14岁）时，天癸产生并开始促进人体生殖器官逐渐发育成熟，进入青春期。至此之后，大家的人生就跟"开挂"似的，变得很不一样啦。最明显的变化是身体上第二性征的出现，男性会喉结变大、变声、长胡须、肌肉强劲有力等；女性会肩、胸、臀部皮下脂肪增加、肌肤细腻滋润、毛发长黑柔软等。

值得注意的是，天癸的出现，不仅意味着少男、少女长成为男人、女人的伊始，更标志着人们有了孕育后代的能力。例如在女性方面具体表现在月之使者的到来。剧版《芈月传》里芈月和小伙伴们玩耍时，不小心摔在了地上，当她站起后看到手上沾有血迹，此时肚子也很痛，慌忙找葵姑求助。葵姑检查后发现原来是芈月的月之使者光临了，高兴地跟她说："你要做女人了！"预示着芈月即将成年，可以出嫁生子了。

# 做个小郎中——肾好才是大家好

　　再英勇的战士也有退伍的一日，神奇的天癸也会有光荣谢幕的一刻。随着年龄的增长，藏于肾中的天癸，终会随着肾气衰退而竭尽。如上文《芈月传》提到"王后五十来岁天癸将绝"，我们可以想象这时的王后，肾中精血不足，头发开始发白、面容不再娇嫩、行动也逐渐迟缓。再随着天癸的枯竭，定会月经停止来潮，丧失生殖功能，进入老年状态。这种情况在万千粉黛的后宫里，是再牛的肖邦也弹不出衰者的悲伤啊！所以她经常出现脾气暴躁和忧惧愤懑之情。

　　由此可出，天癸像是人体生命盛衰活动的风向标。如果天癸衰竭，那么青春的小鸟也就一去不复返了。只有保持肾气的旺盛不衰，天癸才能在体内旺盛地存在下去。因此，大家平日应该多重视自身肾气的养护，防范于未然。在这里，给大家介绍一个简单有效的养肾穴位按摩法。

　　涌泉穴是人体足少阴肾经上一个非常重要的穴位。涌泉，顾名思义就是水如泉涌。《黄帝内经》有言："肾经出于涌泉，涌泉者足心也。"可见，涌泉位于人体的最底部，犹如泉眼一样，向人体源源不断地涌出生命之泉。经常按摩这个穴位，可以活跃肾脏精气，使肾气旺盛，人体精力充沛，耳聪目明，延缓衰老。这个穴位非常好找，它位于脚底中线的1/3处。当用力弯曲脚趾时，脚底前部出现的凹陷就是涌泉穴。在每天睡觉之前，大家可以先用温水泡脚，再把双手掌心搓热后，交叉按摩双脚涌泉穴，每次100下以上，以搓热双脚为宜。怎么样，这个方法，是不是简单又好用，大家快快体验一下吧！

男女生长需要什么？人体发育和什么相关？人类为什么会有生殖功能？……完美的答案都在天癸身上，如果你对这些问题存有疑惑，就多从天癸开始入手了解吧！

# 2-6 步步惊心

"红衣执梅，舞姿曼妙立雪上。九龙夺嫡，云诡波谲于朝堂。穿越古今，痴人遥送木兰香。红颜已逝，黯然伤情愁断肠。"美轮美奂的场景展现和缠绵悱恻的情感纠葛，使电视剧《步步惊心》在 2011 年收视率一路飙高，成为了当之无愧的收视霸主。与此同时，伴随着剧情的不断发展、高潮迭起，剧内人物无奈身处宫廷，唯有一步一惊情。剧外观者有如身临其境，为之一步一惊心、一步一洒泪、一步一伤怀。可见，以心感人，用心传心便是这部剧赢得收视率和口碑的制胜法宝。看到这里，有人不禁要问："心"究竟是何方神圣？它为何能够主导了人的整个意识形态？那还等什么，让我们从中医的角度出发，赶快聊一聊步步惊心——"心"的那些事儿吧！

## 打破砂锅问到底——换之以心脏，报之以思想？

相传战国时代，发生了一个奇幻的"换心"故事。据《列子·汤问篇》记载：鲁公扈和赵齐婴二人一起找神医扁鹊看病。扁鹊诊断道："你们之前的疾病是由外部病邪侵入内脏，用药物和针石就可以治愈。但你们还有一种与生俱来的疾病，它会和身体一起成长，现在我想要为你们根除这个痼疾。公扈的心志刚强，但是性格柔弱，虽有计谋但优柔寡断，错失了很多机会；齐婴的心志柔弱却性格坚强，经常缺少思考便贸然行动。如果互换你们的心脏，就能够改变性格，让你们成为更加优秀的人。"一席话说得二人心服口服，当下决定接受治疗。扁鹊给他们服下麻醉药后，互换了心脏。手术结束后，二人的身体还和从前一样完好，千恩万谢地辞别扁鹊，归家去了。

然而，故事进行到这里并未结束，更加神奇的事情发生了。成功换心后的鲁公扈和赵齐婴都走错了家门，公扈回到了齐婴的家，而齐婴回到了公扈的家，并想要亲近对方的妻子儿女，因此引发了两家人的纷争，告到了官府仍无法决断，最后只能请扁鹊来告知其中原委，

❷ 我们的洪荒之力

官司才得以平息。这则寓言虽以扁鹊妙用换心术之义，教育后人要善于取长补短，方能日渐完美。也从文学角度阐述了心具有主宰人体五脏六腑、形体官窍的一切生理活动和精神、意识、思维、情志等心理活动的特点，中医称之为"心主神明"。

随着现代医学的发展，换心术也并非是遥不可及的梦想。科学家们发现，互换心脏后，存储在心脏中的某些记忆、思想或者感情也会随之转移。美国方面调查表明，每十例心脏移植手术中，就会有一例患者的性格、生活习惯、爱好等方面和心脏捐赠者极为相似。面对这种情况，心脏病学、神经学、心理学等均从各自领域和角度做了一番阐释，至今仍未得定论。但不可否认的是，换心人的各种心理变化似乎从侧面印证了中医学"心主神明"的思想。

## 做个小郎中——何以解心，可为观相

讲个谜语让你猜：身穿灰衣长褂，头戴黑色瓜皮帽，留着花白羊角胡，手执一柄米色幡。善批命测运，能摇卦解签，断吉凶祸福，测前世今生。我们在影视剧中经常能看到这类人物的身影，他们的台词多为："客官，我看你天庭饱满，地阁方圆，此乃大富大贵之相啊！"或者"我见你印堂发黑，恐有不测之灾"。现在，你是不是已将谜底揭晓了？对，答案就是算命先生！不管他们所言是料事如神也好，是一语成谶也罢。算命先生在中国历史长河中是一个玄妙的存在。

如果说中医也称得上是一位厉害的算命先生，你会不会很惊讶？其实，中医也有一套神奇的"麻衣神相术"，那就是四诊之一的"望诊"。中医认为人体各个脏器一旦出现了问题，会在脸上表现出来。以心来举例，心脏仿佛是一台远程的抽水泵，能通过有节律的舒缩运动来推动血液从心脏出发，经过血脉将其泵到急需血液营养的人体各个角落。而面部是人体血脉中最为丰富的部位，所以我们可以通过面部的色泽变化、气血津液的充盈程度，来判断心的生理功能是否正常。

简而言之，如果一个人的面部红润有光泽，神气焕发，说明他的心功能正常，气血充盈；如果一个人的面色淡白无光泽，就像大家在医院里经常能看到一些久病或慢性病患者，他们的面部多呈现出萎黄、晦暗，甚至青紫的表现，这些都是由于心脏功能失常，面部供血不足，皮肤得不到润养等所致。所以，心的生理功能和病理变化都可以反映到面部上，中医所论"心主血脉，其华在面"就是这个道理。

众所周知，心脏的康健与否直接影响到人体的健康和寿命。希望以上对"心主神明"和"心主血脉"的简单介绍，能让大家对中医"心"的生理功能有一个深入浅出的了解，并带来一些日常生活的健康启示。

# 2-7 我的心肝儿宝贝

你是谁的"心肝儿宝贝"？

当然是爸爸妈妈的"心肝儿宝贝"。从小，长辈们就时常这么叫孩子。女孩子们，将来还会有疼你爱你的"护花使者"出现，他也会这样称呼你呢。

这个词可不是现代汉语才有的。在中国名著《红楼梦》中，就多次出现了"心肝儿"的字眼儿。例如林黛玉首次拜见外祖母，贾母一看外孙女，心疼得一把搂入怀中，"心肝儿肉"叫着大哭起来；刘姥姥进大观园，逗得林黛玉笑岔了气，宝玉也早滚到贾母怀里，贾母笑得搂着宝玉叫"心肝儿"。可见"心肝儿"这个词历来就是对十分亲密或疼爱的人的爱称。

说到爱称，英语里面也有类似的意思。比如称呼孩子或是爱人 sweet heart、treasure of my heart、dear

2 我们的洪荒之力

to my heart、darling（亲爱的）等，但却没有把孩子叫作"liver"的说法。这就奇怪了，为什么只有中国人爱用"心肝儿宝贝"呢？这可就要从中医理论中找答案了。

《黄帝内经》把我们的身体比成了一个国家，有国王和各个部门的大臣，各负其责，各司其职。如果大家把自己的工作完成好，彼此之间和谐、有序，那么这个国家就能够抵御外邪的侵略，人也就健康长寿了。

五脏中，心的地位是最高的，也就是《黄帝内经》所说的"心者，君主之官"。君主是一个国家的最高统治者，是全体国民的主宰者。

肝，被《黄帝内经》封为"将军之官"，是武将之首，全国的兵马大元帅。将军的职责就是保家卫国，当国家有难时，挺身而出。"谁人横刀立马？唯我彭大将军！"肝的主要功能是"疏泄"。疏是疏通，泄是开泄，是肝通过调畅全身气机，使国家上下内外各安其所、各司其职。肝的疏泄功能正常，气机调畅，人的心情就开朗乐观，各脏腑功能正常协调。就像作为大将军要外御强敌、内平动乱、上下协调来确保国王的统治，保卫国家的安宁。

国不可一日无君，国也不可一日无"军"啊！用身体里如此重要的两个宝贝来指代孩子，可见我们在爸爸妈妈心目中的地位了。我们就是爸妈掌心里的宝！

而当男士称呼自己心爱的女士为心肝儿宝贝时，这内涵就更温情了。

你是我的心——你就是我爱情王国里的女王，是命中注定的姻缘。

我是你的肝——我愿做你的白马将军，护卫你一生一世。

谁说中医不浪漫呢！

## 打破砂锅问到底——肝会"干什么"？

肝的主要功能是"疏泄气机"。气机顺了身体就一顺百顺。所以气儿不顺被称为肝气郁结。我们形容一个人生气就说此人"大动肝火"，肝的性格就如同将军一样，既勇猛善战又好动好斗，遇到不顺心的事容易拍案而起，怒发冲冠。所以肝病易使人发怒，就像古代那蛮横无理、不可一世的大将军。将军有了病，就失去了约束下属的能力，于是全身气机乱窜，这就是肝的疏泄作用失调导致的。

将军不好管，即所谓"将在外君命有所不受"，有时候连皇帝的旨意它都不听，所以肝火可以扰心神。本来肺属金，从五行来说能克肝木，但是肝有时候反而会欺侮肺，武官不服文官管，就像廉颇不服蔺相如一样，总想找个机会挑衅一下。将相不和，则国家有难，在人体中也是这样，肝火犯肺则咳嗽连连，有的还会咳出血来。

肝还主藏血，有滋养筋脉、指甲的作用。若肝血不足，就会出现指甲脆薄而软，或是"抽筋"、麻木。同时肝开窍于目，肝血不足，就会出现两目干涩。春天时感觉眼睛干涩疼痛，常会喝点菊花茶来保养，就是因为菊花有清肝明目的作用。

## 做个小郎中——说说"太息"

中医闻诊里面有这样一个词——"太息"，指的是我们听到的一种声音。其实就是"叹气"。

人为什么会叹气？——那还用说，郁闷呗！谁还没点烦心事啊！

那郁闷又是什么呢？——气机郁结，从而烦闷不舒。

中医认为，人体内"气"的运行主要靠肝的调节，也就是肝主疏泄的作用。气郁主要表现在肝经所经过的部位气机运行不畅，堵在这里了，所以又叫作"肝气郁结"。

气机堵上了，叹口气能疏通点拥堵，会感觉舒服些，于是气郁的人会不自觉地叹气。光靠叹气解决不了又怎么办呢？

首先心理调节。气郁很多都与心情有关，多参加集体活动、社交活动以开朗豁达。

然后是加强锻炼，特别是户外运动。气机郁结就是停住了，不能正常上下，而运动可以促进气机在体内的运转，于是堵在那里的气就散开了，也就不郁闷了呗。现代研究也发现，适度的运动对抑郁情绪的缓解有很大作用。所以，运动吧，为了我们的身体，还有心情！

再不行就用点药物调养吧。中药有个名方逍遥散，一听这名字就知道什么作用了。

总之，气郁了要及时疏解，不要让小小的郁闷发展成抑郁症哦！

# 2-8 论宰相的重要作用

宰相，有的王朝称为丞相，是古代朝廷官员中最重要的角色。打开中国的历史画卷，历朝历代的兴衰，宰相的作用很关键。好宰相兴一邦，坏宰相也会毁一国。

古人给宰相的作用定了八个字，叫"坐而论道，协理阴阳"。也就是制定方针政策，从宏观上平衡各方面的关系。宰相处在皇帝与各部门之间，在皇帝与各级官吏之间充当"桥梁"；同时，宰相又是官员们道德和忠诚的象征。

三国时期蜀国丞相诸葛亮，鞠躬尽瘁，死而后已。没有他，三国鼎立的局势恐怕就没蜀国什么事儿了。大唐名相魏徵，中国历史上最有名的直臣，没有他的敢言直谏，唐太宗建立"贞观之治"不会这么顺利。魏徵死后，唐太宗伤叹曰："夫以铜为镜，可以正衣冠；以古为镜，可以知兴替；以人为镜，可以明得失，朕尝此三镜以防己过。今魏徵殂逝，逐亡一镜矣。"可见魏徵的功勋和在唐太宗心目中的地位。

各朝各代也总会出现一些奸相，他们糊弄君王、祸乱朝政、陷害忠良，使得政治黑暗，甚至是国家灭亡。秦始皇一统天下，可惜秦二世时的丞相赵高独揽大权，征役繁重，使得秦朝短命；宋朝害死岳飞的奸相秦桧，不仅残害忠良，排除异己，甚至卖国求荣，使得一朝黑暗，民不聊生。

所以宰相的作用，绝不亚于君王。国之兴亡，宰相有责！

## 打破砂锅问到底——人体里的宰相是谁呢？

《黄帝内经》给肺封了一个大官——"相傅之官"。相傅，也就是"宰相"，大致相当于现在的总理或首相。在身体这个王国里，肺是心国王的首席辅佐大臣，是一人之下，万人之上的最高官员，不管内外的事情都要替心国王想着。那么它都要做哪些工作呢？

在中医理论里，肺的第一个功能是"权衡治理，主一身之气"。人的一身之气，全是由肺主管的。提到气，自然先想到的是呼吸。《黄帝内经》中说"肺主气，司呼吸"。肺通过呼吸，维持人体最基本的生命活动。"国不可一日无君"——心脏的搏动一刻都不能停，除此外呢？我们可以几天不吃饭不喝水，呼吸却是万万离不了的。肺一旦停止吐故纳新的工作，生命也就结束了。

在一个王国中，宰相要制订工作计划，协调百官，对全国事务进行治理和调节。肺作为身体内的宰相，也具有类似的作用。这就是"肺主治节"，指的是通过肺有规律地宣发肃降，来调控人体生命活动中的各种周期和节律，对全身的气、血、津液具有治理调节作用。日常生活中，国王想了解全国事务该怎么办？——问宰相；那医生想知道各脏腑气血盛衰应如何？——问肺经。肺是人体内的宰相，它了解五脏六腑的情况，所以有"肺朝百脉"一说，指的是全身各脏腑经脉之气都要汇于肺经。

在人体脏腑中，肺所处的自然位置最高，《黄帝内经》还赋予它另外一个称谓叫"华盖"，就是古代皇帝头顶打的黄伞，很形象地比喻它保护和遮盖心脏的作用。肺站得高看得远，因而全国的物资分配、运输流通他也起决断作用。管仓库的脾送来的优质物资——精微物质，肺指挥给全国发下去，通过"宣发"作用，把由脾运来的水谷精微发布到皮毛，去滋养、润泽全身；而无用的糟粕则通过各种途径排出体外。肺通过它特有的宣发、肃降作用，完成一系列生理功能。宣发，是开宣发布的意思。肃降，即清肃下降。宣发是向上向外，肃降是向下向内，这两方面的作用是相反相成的。宣发可促进肃降，肃降有利于宣发。

## 做个小郎中——咳嗽就要清肺热吗？

广告里面，孩子在咳嗽。于是妈妈说，这是肺热。然后清肺热的药物上阵，大获全胜。

咳嗽有很多属于肺热不假，但是不属于这一型的也很多！中医对于咳嗽辨证分型相当具体，这也是中药治疗咳嗽效果好的原因之一。

咳嗽跟肺关系密切，但与其他脏腑也难以截然分开，中医有"五脏咳"一说，因此上咳嗽不一定是"肺"的问题；咳嗽又有寒热虚实不同分类，辨证论治方药众多，当然也就不能一概归之于"热"。

简单来说，热咳多为阵发性剧咳，咳嗽程度剧烈，声音响亮，有些会同时出现面红耳赤、身上冒汗、嗓子疼痛。很多咳嗽的人都会伴有痰，热咳的痰是偏黄的。

寒咳常为断断续续的发作，声音就像平日咱们感冒时那样闷闷的，时不时来几声，常见伴随症状像鼻塞、流清水鼻涕等，受凉后易诱发，出现痰时往往偏白。

　　出现咳嗽，要辨寒热，还要分表里，再要论五脏。小小咳嗽，内容多多啊！

# 2-9 | 民以食为天

【吃货】( chī huò )：多指喜欢吃各类美食的人，并对美食有一种独特的向往、追求，看到美食就有很大的食欲。有人说吃货的人生像一列火车，总结起来就是逛——吃、逛——吃、逛——吃。北京簋街、上海城隍庙、青岛劈柴院、广西南宁中山路……都有他们驻足的身影；麻辣小龙虾、小笼包、海鲜大排档、芋头糕、圈筒粉……都与他们演绎了一幕幕动人的场景。

但是，有多少人能像一岁多走红网络的"吃播萌娃"小蛮一样似乎永远吃不饱，对食物来者不拒？又有多少人以为此生将沉溺于美食的怀抱时，现实却给了他们残酷的一击。尤其每逢节假日之际，人们会秉承着"每逢佳节胖三斤"的传统，轮番聚会和胡吃海塞……久而久之，身体便开始提出抗议，头晕目眩、记忆力减退、疲倦乏力、胸闷、腹胀、腹泻、食欲缺乏等症状接踵而至。这时候，大家才意识到什么叫作"身体不好的吃货不叫吃货，叫寂寞"。难道这就意味着他们与美食绝缘了吗？非也，非也。

老百姓经常谈到"民以食为天"，可见食物是人们生活和健康的基础保障。而对于中医而言，脾是食之主管，在人体具有重要性和主导性，也可谓是"人体之天"。虽说吃饭皇帝大！但好吃的饭菜进到了肚子里，就得多听脾脏这个皇帝的指挥了。其实吧，食物和脾脏的关系，就和玩游戏闯关打怪似的，这技术和硬件配置都得跟上，哪个弱了都白搭。因此，想要成为一名合格的吃货，没有一副好脾脏，是万万不行滴！所以，亲爱的小伙伴们，所谓知己知彼，百战不殆，大家快来学一学中医脾脏的那些事儿吧！

## 打破砂锅问到底——脾能干点啥，专业主运化

"脾"字由"月"和"卑"二字构成。据《说文解字》云："脾，土藏也，从肉，卑声。"又云："卑，贱也，执事也。"说明脾字除了涵盖"肉质内脏"的概念之外，还具有执事功能的意思。"执事"，看到这个词，

大（小）家（编）多会脑补日漫《黑执事》塞巴斯蒂安的身影。嘿嘿，这就对喽！"执事"这个词在日语中有管家的意思，而在汉语词语的含义为仆从、侍从。二者虽然名称不一样，但在职能上却有着相似之处。例如，我们经常能从影视剧中看到，古代的官员或大户人家有着大批的丫鬟和小厮，他们除了照料主子的饮食起居之外，更多的是代替主子行使迎接、运送及传递等事务的办理。说了那么多，这些究竟和中医脾脏有什么关系呢？

我们可以试想一下，仆人迎接什么？当然是迎接宾客。运送及传递什么？当然是物品或者信息。而对于人体而言，食物可以看作客人。脾的职责便是把人体摄入食物消化好，将好的东西留下，变成血液中的营养成分（物品或者信息），并把其输送至全身各脏腑组织。这与中医基础理论中的"脾主运化"的概念不谋而合。如果脾的运化功能下降，食物中的营养物质不能被及时地运走，又难以排泄出去，只能成为垃圾堆积在体内，反过来影响人体的正常生理活动，就会出现腹胀、大便不成形、食欲缺乏等症状，甚至还会有身体极易疲倦、消瘦等气血不足的表现。而食物中的水液不能及时地运送到血液中而滞留于肠道，人体就会成为一个"水池"，形成水湿、痰饮等病理产物，严重者会形成水肿等。

## 做个小郎中——睡觉流口水，脾虚搞的鬼

流口水，我们常以为是小 baby 的专属标志。其实不然，相信很多人都经常有这样的尴尬经历：一觉醒来，发现口水弄湿了一大片枕巾；趴在桌子上休息，醒来后发现口水已经流到了桌子上……当大家又双叒叕一次面临"水漫金山"的窘境之后，不禁会仰天长叹：为啥不能让我做一个安静的睡美人？为啥睡觉时总会不自觉地流出口水？当然，最多的顾忌就是怀疑自己是不是得了怪病。

中医认为，脾虚是引起睡觉常流口水的主要原因。脾主肌肉，开窍于口。由于脾虚运化失常，人体的五脏六腑和各组织器官得不到营养，以致肌肉容易松弛，因此睡着后，口会张开，不能顺利地咽下口水，自然形成口水外流。再加上人体的五脏对应着五种体液，其中脾对应的是口水。当脾脏的功能失调时，无法运化津液，也会难以控制口水，造成口水自动流出的情况。

造成脾虚的原因有很多，其中暴饮暴食便占据了重

要的位置。为什么这么说呢？这个脾吧，也是有脾气的。当人们过多摄入肥甘厚味，无形中给脾脏增加了负担，久而久之，脾脏就消极怠工了，不仅水谷也不运，水湿也不化了，还会生痰、生湿，伤及人体。哎，贪吃是病，有病就得治啊。所以吃货们该吃药了！

铛铛铛铛……下面为你们奉一款美味有效的养生食疗方——扁豆粳米粥。原料：扁豆50克，粳米100克。方法：1. 先将扁豆泡涨，放入锅内。2. 将粳米淘洗干净，然后一起放入锅内，加水1000毫升，共同炖煮至稀烂即可。这款粥制作简单，营养丰富。其中，扁豆甘淡温和，健脾化湿。粳米味甘性平，补中益气、健脾和胃，适用于一切脾虚者的身体调理以及日常食用。同时，大家还可以根据自己口味和需要自行DIY食材，例如想要增强脾胃功效的话，还可以加入山药、薏苡仁、红薯等。

一句话总结：民以食为天，治以脾为先。日常多调摄，否则会变天。不知这次介绍的中医脾脏知识，身为吃货的你记住了吗？

# 2-10 | 取钱容易存钱难

我们体内有个特殊的银行，在我们出生之前，父母已经给存下了一大笔"生存基金"，我们一生都在吃这个"老本"。为了保证正常运转，我们也要不断地向里面存上小额资金；遇到大风大浪，就要取出大笔存款以供消费。只是，到了一定时期，我们发现，再想往里面存钱已经很困难了。眼瞧着存折上的数字一天天往下掉，不由得恨起前面那些铺张浪费的日子。可是，天底下哪里有后悔药吃呢？

这个银行就是肾，里面存的当然不是普通的金钱，而是我们身体的精华物质。中医称为"精"。

《黄帝内经》认为肾藏精。精的来源，有先天、后天之分。父母给我们"先天之精"都在这个银行的金库里藏着，作为我们人生的启动资金，在整个生命活动中作为"生命之根"而起作用，生命力源源不息地从这里释放出来。后天之精是来自饮食的营养物质，亦称水谷精微。合理膳食补充营养，规律睡眠休养生息，生成后天之精。后天之精作为我们人生的运转资金，维护日常工作，同时还要向金库里面不断提供能量，以保证先天之精的功能。

但这个银行有点特殊，你拿多少钱来存，银行都只接受金库边上能容纳的那一小部分，启动资金是不可能增加了，因为本金是父母给的哦！可是当你取钱时，金库大门却是敞开的，你多年存进来的运转资金随便取，连本金要是你愿意，也不需密码、不需担保，尽管取走。本金取出一点时，由于有你存进去的运转资金顶着，"穷"像还不明显；取出大部分后，运转资金就扛不住了，只能向储户告急，等待更多的投入以勉强支撑；取到枯竭，生命之火就要熄灭了，这时投入多少运转资金都没用，金库也就只好换主人了！

## 打破砂锅问到底——肾就是腰子吗？

明代医家孙一奎的《医旨绪余·难经正义》里面写着："两肾即两腰子。"肾的形状就像拳头大小的扁豆子，又位于腰部两侧后方，所以民间俗称腰子。从这点也能看出，中医古代对于五脏的形状是有认识的，这个认识当然来自解剖。所以想着大学学中医不用上解剖课的同学可以歇歇了，那可是大一时的重头课呢。

中医理论中的肾有很强大的功能。由于肾藏有"先天之精"，为脏腑阴阳之本，生命之源，故称为"先天之本"。肾精的盛衰，对各脏腑的功能都有影响。

肾所藏之精化生为肾气，肾气的充盈与否与人体的生、长、壮、老、死的生命过程密切相关。到了青春期，肾气充盛，产生了一种叫作"天癸"的物质，于是男子就能产生精子，女子开始排卵，出现月经，性机能也逐渐成熟而有生殖能力；待到老年，肾气渐衰，生殖能力随之逐渐减退而消失。

"肾主水"是指肾具有主持全身水液代谢、维持体内水液平衡的作用。肾具有管理开关的能力。开，则水液得以排出；关，则水液在体内潴留。如果功能失调，关多开少，就有水肿；开多关少，则尿多、尿频，甚至尿失禁了。

有关肾的中医理论还很多。肾在五行属水，肾与膀胱互为表里，肾藏精，主生长发育和生殖，肾开窍于耳及二阴，肾在体为骨，其华在发。中医所说的肾的功能，和西医所说的是有一定区别的，不要混为一谈哦！

## 做个小郎中——"大耳有福"吗？

中国民间一向把耳朵大作为有福和长寿的象征，传说中很多帝王将相都是"天庭饱满，地阁方圆，浓眉大眼，两耳垂肩"。这种说法不仅在中国、朝鲜、日本等亚洲国家有，在欧美等西方国家也有流传。比如古代英语中，耳朵大就是"贵人"的意思。现代医学观察表明，耳朵大与长寿确实有一定关系。

但到底是因为耳朵大才长寿，还是长寿才耳朵大，现在还没有搞清楚。科学研究告诉我们，人和其他哺乳动物一样，成年后虽然身体四肢和内脏的生长发育停止了，但耳朵却是唯一的例外，它一辈子都在不断地长大，平均每 10 年长 1.4—2.2 毫米。由于耳郭的随着年龄的增长越来越大，因此老年人的耳朵确实比青年人的要大。从这个观点来看，长寿者可能并非是耳朵大了寿命才长，而是寿命长了耳朵才长得大。

中医认为，耳郭厚大是肾气健旺的征象。因为《黄帝内经》中说："肾主骨，生髓，髓通于脑，其华在发，开窍于耳"。而肾为先天之本，肾气充足预示着先天遗传基因好，身体健康，于是就不易得病。但是不要忘了，人的健康有先天和后天两个关键因素。先天不足可以后天补，这就是注重健康饮食和生活习惯的作用；先天充足，但胡吃海塞、日夜颠倒，再好的身体素质也会被不良的生活习惯打倒。

看看我们自己的耳朵，形状像什么呢？

耳朵就像一个倒置的胎儿：头在下，脚在上。在相当于"胎儿"头的部位，叫作耳垂。耳穴是指耳郭上一些特定的刺激点或刺激部位。体内发生病理变化时，耳郭上会呈现反应点。刺激耳郭上的穴位能起到防治疾病和预防保健的作用。"埋耳豆"就是临床上很常用的一种治疗方法。"耳豆"的豆指的就是中药王不留行，像小米粒一样的灰黑色小圆球。"埋"就是用医用胶布膏药粘着一个王不留行籽贴在耳郭相应的穴位上。"埋耳豆"对于青少年近视，尤其是假性近视，临床上效果还是不错的。由专业的医生在耳郭上的几个特定部位埋耳豆，每天按压 2—3 次，每次 10 分钟左右，坚持试试吧。

# 就是神仙也得病

## 3-1 | 从古代的冷饮，说说凡人都会"病"

一说到冷饮，吃货们脑子里最先冒出来的画面，是不是酱紫的？快要热成狗的时候，拉开冰箱门，拖出冰激凌或者冷饮，含在嘴里，凉在心里，浑身上下怎一个"爽"字了得！

爽完之后，问题来了：冰箱还没有问世的古时候，冷饮是怎么做出来的呢？大热天的又从哪儿弄到冰呢？冰又存在哪儿呢？答案是：在冬天有冰的时候，提前把冰存到地下的冰窖和冰井里面。古代冰窖的种类很多，宫廷里有大型的，存放的冰到了夏天会被分赐给后妃和大臣们；民间有小型冰窖，冬天从河里砸到的冰，背到冰窖里放好，天热时再运出来卖钱。

爱刨根问底的你又会问，那冰块一运出冰窖，很快

就是神仙也得病 ❸

不就会化掉吗？要说嘛，古人聪明着呢，为解决这个问题，设计出了古代的"冰箱"，它长成了这个样子：一个双层大木桶，底下有基座，上面有圆盖，接口处用白铜包着，把冰块往夹层里一放，过两三天都不会化。

有了"冰箱"，或冰镇西瓜，或冰镇饮料，或直接吃冰，就随你喽！但是，那时候的"冰箱"，可是个稀罕玩意儿，只有在皇宫、达官显贵或者富人家里才能寻得着它的身影。于是乎，皇上会用冰赏赐部下，以示皇恩；皇宫里会举行以食冰为主的冷宴——此处，请大家自行脑补宴会的画面。

冷饮虽好，吃多了就不那么好了。话说，南宋皇帝宋孝宗赵昚（shèn）有一天对部下施师点说："朕前饮冰水过多，忽暴下，幸即平复。"意思是前几天吃冷饮吃得太多，搞得拉肚子，幸好现在恢复了。施师点回答说："自古人君当无事时，快意所为，忽其所当戒，其后未有不悔者。"意思是您是国家最高领导人，一举一动都关系到江山社稷和百姓生活，千万不能再凭自己喜好乱吃冷饮了。于是，宋孝宗"深然之"，对他的话深表赞同，这位曾经被后世称赞为南宋第一明帝的皇帝，估计以后会节制冷饮了。

## 打破砂锅问到底——人为什么会生病呢？

中医学的理论中"健康"的含义是什么？简单地理解，可以说阴阳平衡的状态就是人的健康；一旦这种平衡被打乱，就会出现各种疾病。《黄帝内经》中有这样一句话"阴平阳秘，精神乃治"，说的就是平衡观。"平"是正常的意思，"秘"是指固守、固密。"阴平阳秘"表示人体内的阴阳两方面不仅各自处于正常状态，同时也具有相互协调、配合的关系。

这种平衡状态就像跷跷板一样，两个体重差不多的人坐上去，也许一边会稍微高一些，另外一边会稍微低一些，但总的来看，不会出现一头高高跷起，另一头掉在地面的情况，而保持着基本的平衡。但如果一边的人突然用力向下坐，就会使另一边高高跷起，跷跷板马上就失去了之前的那种平衡。

当然，这里所说的正常状态，并不是绝对、一成不变的，它会随着人们所处的地理环境、季节气候的不同，发生相应的变化。此外，不同的人，这种状态也是不同的，就像世界上没有两片相同的叶子一样，也不会有两个人，他们体内的阴阳平衡状态完全一样。

知道了这些，大家是不是就知道上面故事中，皇帝体内的阴阳平衡状态是怎么被破坏的呢？这是因为：冷饮的性质是偏于寒凉的，在中医理论中，寒凉属"阴"，喝入大量冷饮后，"阴"在短时间内的集聚和增多，出现"阴"相对强，"阳"相对弱的状态，于是，跷跷板一边倒，马上出现了腹泻的症状。

## 做个小郎中——好便便要具备什么样的气质呢?

面对每天都要排出的大便，也许大家会觉得恶心，脏兮兮、臭烘烘的有啥看头，平常躲还躲不及呢。的确，我们每天都会注意自己的饮食、自己的穿着，但是很少有人注意观察自己的大便是什么样的。除非，当一泻千里或者体检，需要取便便化验的时候……

现在我们说说，好便便要具备什么样的气质呢？

排便时几乎不需要使劲儿就可以排出，结束后菊花部位很干净，酱紫的粪便，是好粪便的首要条件；

好的粪便应当是香蕉形状，一整条连续起来不断开——表示以后不敢再吃香蕉的，请默默走开；

除此之外，像水一样的、像糊糊一样的、像羊粪蛋儿一样的，统统都是坏便便。

一般说来，像水一样的便便，多是因为吃多了冷饮，寒湿不能温化，就像前面故事中的皇帝一样；

像糊糊样的便便，多是因为进食了过多的油腻食物或者饮食不慎，脾虚夹湿所致；

像羊粪蛋儿一样的便便，大多是热积肠胃所致，是那些不爱喝水、不爱吃青菜、只爱吃烧烤煎炸垃圾食品这一类人的专利。

怎么样？涨姿势了吧？从明天开始，每天多瞅一眼自己的大便呗。

# 3-2 | 关乎颜值的整体观

邻居家的楠楠美眉今年脸上经常冒痘痘，严重影响颜值，她十分懊恼，又不想去医院，就买了一套祛痘产品，按照洗面奶、爽肤水、乳液的说明，每天用得不亦乐乎，却不奏效。楠楠气愤地吐槽道："我对它以诚相待，它让我倒霉认栽，广告说的都是假话、大话、空话，花了那么多钱，几个小红点点都治不好！"

其实，楠楠的痘痘可不仅仅是几个小红点的问题，而是身体内部的问题在脸上的反映，所以哪里有痘抹哪里，这就是所谓的"治标不治本"，当然效果不会好。不信你可以观察一下周围和楠楠类似的人，除了脸上有痘痘之外，平时面部还特别爱出油，尤其是鼻子和额头；还时不时会便秘，肚子胀胀的觉得不舒服，而且不太爱吃饭，除非吃的东西中有辣味刺激，要不就没胃口。这么仔细一想，原来楠楠的问题还真不少，显然食欲变差和便秘可不是"痘痘"的责任啊【怨枉】，实际上他们的关系应该是颠倒的，是这些问题导致脸上长了痘痘！其实，解释事情的真相是因为中医学有种重要的观点——整体观，明白了这一点，就知道怎么正确看待长痘痘了。

## 打破砂锅问到底——整体观是什么梗？

中医学认为人是一个有机的整体，构成人体的各个器官，在结构上是相互沟通的，在功能上是相互协调的，在病理上是相互影响的，人与外界环境也有着密切的联系，这就是中医学的整体观的主要含义。听起来有点复杂了吧，但不复杂的不正宗啊，不正宗的不高大上啊！

其实简单点说也可以这样理解：构成人体的胳膊腿、心肝脾肺肾这些零部件，在结构上是相互沟通的【不连着人不就散了嘛，一地心肝肺外加骨头架子多吓人啊】；再说功能，肺司呼吸，就是管着人的呼吸，不呼吸了心跳不动了吧，心主血脉，管着血的运行，血不流到肺，肺就歇菜了；心和肺谁也离不开谁，别的器官也一样，这就是在功能上相互协调；说回脸上长痘痘的问题，那可不是"小红点点"那么简单，而很有可能是全身寒热虚实在小局部的表现，比如肺里有热，循着经络就会上到面部，积累的时间长了就长痘痘，这就是在病理上相互影响。

如果还是觉得这解释犹如火星语言，那就放大招了：你只要知道人是个整体的，各个部分会互相影响，不能头痛医头，脚痛医脚，这就够了。那了解了整体观，对我们的健康又有什么帮助呢？

## 做个小郎中——为什么会长痘痘

楠楠作为爱长痘痘的朋友，知道吃辣容易让痘痘起的兴旺发达、肆无忌惮，可是有点管不住嘴，不吃辣实在没啥胃口。楠楠摆着北京瘫的造型想，辣吃到了胃里，又没把辣椒抹脸上，怎么脸上的痘痘就越来越严重了呢？其实很简单，因为吃辣容易上火，内部的火热跑到外表，外泛肌肤，于是形成了痘痘，火热影响到了胃肠就便秘，幸好便便在肚子里不能上蹿下跳，要不然就悲催了，不过排不出去的便便让人腹胀的本事还是有的，所以楠楠的各种症状都是因为"火热"在身体各处串门，让症状一一就位的结果。痘痘就是整体问题在脸部的反映。

作为一个宁死不丑的妞，楠楠还是对痘痘这个问题比较在意，可是一直以来都是涂涂抹抹的光顾着修炼外功，对其他症状自动忽略，所以效果嘛，不解释，你懂的。自从楠楠知道了整体观这个神器之后，就不再一心关注脸上的痘痘，而是注意观察整个身体的变化，也改变了饮食习惯，清粥小菜吃起来，同时再使用一点去脂香皂洗脸。时间长了，自然痘痘不像以前那么来势汹汹了，偶尔长痘痘，抹一点祛痘护肤品，发现的确会消肿比较快了。

如果你为痘痘苦恼，或者遇到与楠楠类似的人，就可以建议她从观察自己的身体状况出发，告诉她"整体观"这个伟大的名词，对全身状况来个总结，一定会有新发现的！

# 3-3 | 甜西瓜怎么挑

炎炎夏日，女儿从学校回来，一进门就看到了桌子上摆的半个西瓜。

"哇！妈妈买西瓜啦！"女儿开心地大叫。

"你怎么知道是我买的？"

"我当然知道了。妈妈买的都是半个的，爸爸买的都是整个的啊！"

一时语塞，继而有点汗颜。确实，我只会买半个的西瓜，原因很简单——不掌握挑西瓜的技术。以前总是要求摊主挖西瓜一个角看看，现在就直接要求对半切开，再抱起满意的一块回家了。

而我先生是号称小时候种过西瓜的劳动人民。他每次拿起西瓜，要先看看，再摸摸，然后敲敲，还得放到耳边听听，最后指出这个是沙瓤瓜。

挑西瓜也就是对西瓜生熟好坏进行辨别诊断的过程，可以称之为"瓜医"。好的瓜医，看看西瓜的花纹和颜色，摸摸纹路，掂掂分量，听听内部声音，就会辨别出哪个是熟瓜，哪个是生瓜，哪个是坏瓜。最重要的是使西瓜作为一个个体，不受到丝毫损坏，保护了西瓜的完整性和完好性，客观上还延长了西瓜的存放时间。反之，切开的西瓜虽然亲眼看到了内部的颜色、质地，但对其本身的损伤是显而易见的。而且切瓜的刀可能不干净，切开放在那里会污染，盖着的塑料膜不卫生……最起码一点，如果切开发现瓜还生着，那更不能合上再让它长熟了。

实际上这个过程很像中医诊病。中医学理论认为，人体是一个有机的统一整体，人体内部的生理活动、病理变化必然在外部以一定的形式表现出来；反过来，通过对人体外部现象的观察，就能测知人体内部的生理、病理状况。这种思维方法被称为"司外揣内"。

那么在人体中，这个"外"到底指什么呢？就是疾病反映在外的各种临床表现。中医诊断方法以四诊为主，也就是大家耳熟能详的望闻问切。四诊是利用视、听、嗅、问、切、按等手段，获得病人临床资料的方法。这些手段不损伤人体，考验的是医生的技能水平和思维高度。可以看出内在的证候，甚至于可以判断疾病的发展趋势和生死。《史记》中记载的扁鹊见齐桓侯的故事，就是司外揣内的典型应用。

## 打破砂锅问到底——中医是"黑箱"吗？

常听到有人把中医称为"黑箱"，这是什么意思呢？

所谓"黑箱"，就是指那些既不能打开，又无法直接观察其内部状态的系统。只能从外部观察，或通过信号的输入输出来确定其结构和性质。

人类的大脑，还有很多生命体或生命过程，实际上就是现实中最神秘的黑箱。就像上面挑西瓜的过程，从外部看不到，但是表皮的颜色纹路是内部成熟度在外的反映；敲敲听声音，则是给了西瓜一个信息刺激，之后通过听它对于信息刺激做出的反应，来判断其内部性质。

那么中医学对于人体的认识就完全是"黑箱"吗？

也不尽然。其实中医很早就运用了类似"白箱"的研究方法，即通过打开人体，观察其内在的结构与特征。早在战国时期或者更早，《黄帝内经》中即已有关于人体解剖学知识的记载。《黄帝内经·灵枢》卷之三《经水篇·第十二》中提到："若夫八尺之士，皮肉在此，外可度量切循而得之，其死可解剖而视之，其藏之坚脆，腑之大小，谷之多少，脉之长短，血之清浊，气之多少……皆有大数。"

我们的祖先确实早就从事过解剖学的研究，只是因历史文化和技术工具等原因使其出现断层，致使解剖学在几千年来几乎停步不前。但聪明的古人，绕开了在当时历史环境下难以进步的解剖学，以思辨抽象为主的思维模式，司外揣内、取类比象，发展出了独特的中医学理论，奠定了几千年的辉煌。

## 做个小郎中——气色是指什么？

中国人见面问候，爱说："今儿您气色真好！"那这个气色是怎么判断的呢？

望而知之谓之神！望诊是四诊之首，是医生运用视觉观察病人从而获得病情资料的方法。"气色"就是望出来的。我们心目中的好"气色"应该是脸蛋红扑扑吧？于是问题来了，既然是"红扑扑"的，为什么不叫好"色"而非要加个"气"呢？

"气色"一词中的"色"当然指的就是颜色，而

"气"指的是光泽，是中医所说的阳气的表现。黄种人的正常面色是红黄隐隐、明润含蓄，这里的红黄指的是颜色，而后面的明润就是光泽了。光泽是脏腑精气盛衰的重要表现，重要程度甚至超过了脸色到底是黄是红，绝不能忽略。

那什么样才是有光泽呢？简单说吧，当你困倦不堪、无精打采，或是早上被闹钟吵醒晕头转向时，如果赶紧照下镜子，就会发现你的脸上黯淡无光；听到一个好消息而精神抖擞，或者突然你的女神驾到时，如果拍张照片，会看到你容光焕发。这个"光"指的就是光泽。

所以，除了观察颜色的白或者黄，还要学会判断"泽"是否充足。每天早上照镜子时，让我们也给自己做个小郎中，看看今天是否"好气色"吧。

# 3-4 自带导航的舌头

冬冬今天回家之后一句话也没有说，满脸写着不高兴，连平时打 PS4 的大伙伴小舅舅都没理，直接进了房间，妈妈本想教育他一番，说些"你怎么见人不打招呼！回家也不说话呢？"之类的话。被小舅舅"见义勇为"地拦住了，他说："姐，您歇会儿，消消气儿，放心，他不就青春期嘛，我包治百病以及各种不服。"冬冬妈妈说："好吧，我等着看你这个大中医博士能怎么办？"小舅舅敲了敲冬冬的门，没听见应门的声，只好说："冬冬，不让小舅进来吗？"冬冬听见是小舅，想了想，颠儿颠儿颠儿就跑下床把他拉进了门。见了小舅却一副欲言又止的样子，小舅说："萌新被欺负啦？刚升进一个新学校，总得遇到点儿新鲜事儿。"冬冬盯着小舅舅没说话，使劲儿把舌头伸了出来，小舅舅看见冬冬的舌头愣了一下。冬冬说："下午跟同学做鬼脸的时候伸舌头，他们看见我舌头的颜色故意问我中午是不是吃翔了，结果刚好走到班级门口，大家都听见了，全笑喷了，说我口味好重，我成大笑柄了。"小舅说："天空飘过五个字儿，这都不是事，你舅干嘛的呀，学中医的啊，不就是舌苔黄燥嘛，给你解决的妥妥的，把心放肚子里。"冬冬一听，高兴地说："太好了，你搞不定小心友谊的小船说翻就翻哦！不过我这到底怎么回事啊，舌头颜色怎么这么诡异。"小舅说："不是舌头的颜色有问题，是舌苔的颜色，这是属于舌诊的内容了，不给你讲了，讲了你也听不懂。"冬冬不服气地说："只要你是专家不是砖家 [ 脑补双引号手势 ]，我就能听懂，你说我的舌苔不正常，那到底怎么算正常，啥样不正常啊！"小舅无奈地说："这哪是一两句话能说清的，我也是醉了，听不懂还成我的事儿了，好吧，你听好了……"

## 打破砂锅问到底——为什么要看舌？

　　舌诊是一种诊断方法，是一种通过观察病人的舌质和舌苔的变化来诊查疾病的方法，此法历史悠久、内涵丰富、行之有效、不可多得、非同儿戏，总之就是重要。

先说历史悠久，医圣张仲景的书里就有望舌的记载，不知道张仲景啥时候人吧，就是比刘关张桃园三结义还早个几十年的巨牛的大夫。再说内涵丰富，别看舌诊就俩字，代表的含义可深了去了，咱不说舌的形态结构、生理变异，舌诊的原理、方法、注意事项，单说这正常的舌象是啥样的，你但凡看见是淡红舌、薄白苔，就算正常的，听起来小菜一碟儿吧，可到底什么是淡红，怎么算薄白呢？这就得认真学习、仔细揣摩了，所谓淡红舌就是舌色淡红润泽、白里透红；所谓薄白苔就是苔白且透过舌苔能看到舌体，感兴趣自己百度个图看看吧。正常的舌象还好说，这不正常的舌象就变幻莫测了，套路太深【坏笑】。就拿你来说吧，舌体颜色稍红，舌苔黄燥，这表示啥意思呢？看你舌头舌体也不小、颜色又红、舌苔黄燥，多半是有实热。知道你基本晕菜了，就是想告诉你两条：第一，舌诊是一种诊断方法，很专业的，哪有那么简单，知道个正常舌象就算不错了；第二，你知道自己这舌苔大半跟热有关就行了。

## 做个小郎中——看舌诊便

冬冬听了小舅舅的话，说："好高深的样子，不过大半听得懂，算你过关了，哦，明明可以靠脸吃饭却偏偏靠才华的小舅舅【讨好】，我这该怎么办啊？"小舅舅："大便正常吗？"冬冬："我有点方，额滴神，你怎么知道我便秘啊，好久了？"小舅舅："见你平时就爱吃肉，根本不夹菜，你妈还老说你不爱吃水果，能不便秘嘛，时间长了可不就有内热，你不舌苔黄燥都不正常。多吃青菜，喝点酸奶，吃点香蕉，全解决了。"一周后，冬冬看见小舅舅冲过去说："小舅舅，你实在是居家旅行必备良品。"把舌头露出来给小舅舅看了一眼，说："我自知此乃淡红舌、薄白苔，所谓正常舌象也。"小舅舅说："厉害了我的东东，都拽上古文了，以后可以考虑当医生啊，我看好你哦！"

# 3-5 | 一听你就感冒了

　　静悄悄的学堂里，有一个教室好不热闹，走近一看，原来是四年级熙德班的孩子们在上科学课，今天的主题内容是"你所知道的感冒"。

　　老师："大家都感冒过吗？"

　　孩子们纷纷说："有啊有啊！"

　　有的说："当然感冒过啦，光今年就有好多次呢。"

　　有的说："我一感冒就得去医院打点滴，太痛苦啦！"

　　老师："那你们能不能说说，自己感冒时，都有哪些不舒服的地方呢？"

　　孩子们争先恐后地说着："晚上睡觉盖的很严实但还是很冷、胃口不好、没力气、头胀疼、头一摇就疼、鼻子不通气、流鼻涕。"

　　老师："那咱们再想一想，有哪些不舒服的地方是通过听，就能听出来的呢？"

孩子们安静了片刻。

彤彤："听说话的声音，感冒的时候，声音变得很虚弱。"

泡泡："感觉有痰的声音。"

亮亮："因为鼻子不通气，呼气的声音会比较重。"

老师："你们都太棒了，都可以通过听声音来判断一个人是不是感冒了呢。你们知道吗？这种方法，在中医里就叫'闻诊'。"

丹丹："老师，'闻'不是用鼻子闻气味吗？怎么又和听声音有关系了呢？"

老师："丹丹的这个问题问得特别好。'闻诊'里的'闻'啊，其实是有两个意思的：一个呢，就是我们常常说的闻气味，用鼻子来闻。另一个呢，就是听声音，用耳朵来听。"

亮亮："嗯嗯，老师，那'不闻不问'，这里面的'闻'，就是听的意思。对吗？"

老师连连称赞。

叮咚……叮咚……下课铃声响起，同学们你追我赶地去操场上玩儿。很快，就到第三节课的上课时间了。文言文华老师快步走进教室，像往常一样，先和同学们打招呼。

泡泡疑惑地问:"咦,华老师,您今天说话的声音好像跟平常不一样啊?"

华老师:"哪里不一样了啊?"

泡泡:"好像感觉声音有点重。"

华老师:"泡泡,你厉害哦!我今天有点感冒,鼻子不通气。居然被你听出来了呢!"

泡泡不好意思地笑了笑:"嘻嘻,上节课科学老师刚教过我们,这就叫'闻诊'。"

华老师:"不错不错,泡泡都知道'闻诊'了,老师正好知道几个小故事,讲的就是古代有名的中医大夫是怎么通过闻诊给病人看病的。你想不想听啊?"

周围的同学一听华老师要讲故事了,赶紧坐回到自己的座位上,鸦雀无声。要知道,这可是华老师的拿手好戏啊,他讲故事的时候眉飞色舞、有声有色,同学们每次听得都不愿意下课了呢。

## 打破砂锅问到底——闻味能辨因?

元代有位著名医家叫葛可久,回家探亲的时候,听说当地一位富家女子,年方十七八岁,四肢软弱无力、不能随意活动，饮食也不能自理，每天只能瞪着眼睛看，父母请了很多大夫都没有治好，于是就前去看望。

他一进到这名女子的闺房，一股浓浓的、刺鼻的胭脂香粉味儿便扑面而来。葛可久顿时豁然开朗，赶紧请人把她房中的梳妆匣和胭脂香粉全部拿出去，又请人在房中挖了一个土坑，把女子放入坑中，关上房门。和女子的父母说："等她手脚能动弹、嘴里能呼叫的时候，赶紧告诉我。"过了很长一段时间，女子的父母果然听到房间内有手挠脚蹬和喊叫的声音，立即派人告诉葛大夫。

匆匆赶来的葛可久，看了看情况，从口袋里拿出一粒药丸，让女子吞服下去。第二天，这位女子竟然自己站起来，从土坑里走了出来。她的父母对葛大夫感激不尽。

有人向葛可久请教女子得病的原因，他说："这位富家女子，平时喜欢打扮，胭脂香粉用的太多，香气入脾，脾主四肢，过则伤脾，脾脏被香气侵蚀而虚弱，因此，就出现了四肢软弱无力的痿证。"

故事讲到这里，爱美的你，会不会吓出一身冷汗，大呼我的天呢？难道以后还不能涂脂抹粉了吗？来来来，先喝瓶小茗同学压压惊呗，我们说啊，这女孩子喜欢化妆、适当的涂脂抹粉完全不是问题，但过多使用胭脂香粉也会致病，却是大多数人不知道的。

葛可久通过闻气味，就能准确判断出富家女之所以得病，是因为长期闻到浓烈的胭脂香粉味儿所导致的，病灶在脾。这种用鼻子闻气味诊病的方法就是中医闻诊的重要内容之一，即"嗅气味"。

而泡泡通过听声音，能够分辨出华老师因为感冒，说话声音和平常有所不同，声音有点重。这种用耳朵听声音来了解疾病情况的方法是中医闻诊的另一个重要内容，即"听声音"。

中医闻诊，包括听声音和嗅气味两个方面。听声音，主要是听患者语言气息的高低、强弱、清浊、缓急等变化，以分辨病情的虚、实、寒、热。嗅气味，主要是用鼻子闻与疾病有关的异常气味，如口臭、体臭等气味以了解疾病情况。

## 做个小郎中——和口中异味说 Bye Bye

大家想一想，自己有没有遇到过这种情况呢？早上起来，一睁眼，感觉到自己嘴里有一种臭臭的味道？顿时觉得整个人都不爽了。有时，一通嘻唰唰嘻唰唰之后，就可以开心地和臭臭的味道说 Bye Bye 了。但有时，它依然执着地不愿意离开，轻轻呼气，依稀间还是能够闻得到。别急别急，让时光倒转回前一天晚上，八成是胡吃海塞、暴饮暴食了，水煮鱼、烧烤、涮羊肉等的肥甘厚味使得胃火旺盛，口腔臭臭的味道对自己不离不弃，也就在所难免了。

要远离这种臭臭的味道，果断和它SAY NO，必须做到既不懒，又不勤快。哈哈哈，是不是蒙圈了啊？"不懒"啊，是说我们一早一晚不能偷懒，要认真刷牙，饭后及时漱口；"不勤快"呢，说的是我们不要那么勤快地给自己的胃投喂太多食物，要节制饮食，尤其是晚饭，千万千万不要给自己的胃增加太多的负担。

# 3-6 | 不问不知道，一问吓一跳

　　琪琪闹肚子，跑了好几趟厕所，一直嚷嚷着："蓝瘦香菇。"奶奶想着还是看中医好，中药也没副作用，就要带琪琪去家门口的一个老字号中医馆，可琪琪妈妈说："那个医馆啥检查设备也没有，连个化验也做不了，靠仨手指头确诊听着有点玄乎啊？"琪琪悄悄跟妈妈说："你捅大娄子了，奶奶可是中医的死忠粉啊！"妈妈偷偷对着琪琪做了个恍然大悟、追悔莫及的表情。果然，奶奶说："琪琪他爸小时候都是看的中医，也健健康康地长了这么大，那时候家里看不起病……"。于是，在琪琪奶奶一路的忆苦思甜中，三个人"愉快"地去了医馆。

　　进了诊室，琪琪问完医生好，就把小手往脉枕上一放，一副不用说了、我都懂的表情。刘医生都乐了，一边把手搭在脉上，一边问："怎么不舒服啊？"琪琪说："闹肚子了。"刘医生问："从什么时候开始的啊，去几次了？"琪琪说："吃了早饭没一会儿就开始了，这都四回了。"刘医生说："早上吃什么了还记得吗？"琪琪姥姥说："哎呀，我想起来了，琪琪说早起吃的咸鸭蛋有点味道不对，我们都没吃，剩下最后一个留给她了。是不是这个咸鸭蛋闹的啊！"刘医生说："可能有关系，肚子疼不疼，大便是干还是稀？"琪琪："疼，一开始有点干后面稀了。"刘医生说："大便什么颜色的，臭不臭？"琪琪："就是深黄的，特别臭。"刘医生问："排便的时候有没有什么不舒服的感觉吗？"琪琪："去厕所的时候挺着急的，可是去了又好像没拉爽，而且拉的多了肛门附近疼。"说完不好意思的笑了。刘医生说："没什么不好意思的，闹肚子肯定是不舒服，你能说这么清楚真不错。"琪琪说："刘医生，中医不是号脉就行了吗，咱能别老问我便便了吗？"刘医生说："都是电视剧闹的，中医可不是号脉就行了，讲究望闻问切四诊，问诊也很重要啊，不问清楚靠切脉可看不出来你去了几次厕所！"琪琪疑惑地说："弱弱的问一句，问诊就是问问题吗？"

## 打破砂锅问到底——问诊是个什么诊

其实琪琪理解的很对，问诊就是问问题，只是问的很专业、很系统，不能一言不和随便问。问诊作为一种诊断方法，其实是了解病情、诊察疾病的重要方法，问诊在四诊中占有很重要的地位呢。因为疾病的很多情况，比如疾病发生、发展、变化的过程以及治疗经过，患者自己的感觉、以前得过的病、生活在什么样的环境中、家里有没有人得过类似的病等，这些都是不问不知道的，只能靠问诊了。这些跟疾病有关的信息，都是医生分析病情的可靠依据。尤其某些病是刚得的，仅有一些自己感觉不舒服的时候，只有通过问诊，医生才能抓住疾病的线索，做出诊断。就像刘医生问琪琪那么多便便的问题，就是这种情况，刘大夫问了大便的形状、颜色、气味、时间、排便次数、排便时的感觉以及其他症状，让琪琪觉得都不好意思了。这是因为，问诊是了解病情的神器，不可不问。刘医生跟琪琪开玩笑地说，如果一个医生啥也不问，那你可能看了个假大夫。听了刘医生的解释，琪琪豁然开朗了。

## 做个小郎中——中医问诊问什么？

琪琪一直被问便便的问题，不知道的确实觉得很雷人，一坨翔怎么那么多可问的。其实，这很好理解，因为琪琪闹肚子嘛，便便自带主角光环，能告诉医生很多信息，不问便便都不合理。

别忘了，便便可还有个嘘嘘小弟弟呢，问小便情况也是问诊不能缺少的。问小便也要问几次，问每次多少，问颜色黄不黄，问感觉痛不痛。健康人白天排尿大概3—5次，夜间0—1次。尿次和尿量常受饮水量、气温、出汗、年龄等多种因素的影响。比如夏天出外游玩时，真的可以一天只喝水都不找厕所呢！这是因为我们体内想排出的水液都通过汗跑掉了。相对来说，冬天或是气温一降，小便就会增多。就像烧水一样，火力不足了，水不能蒸发走，只好寻找下面的通路了。

中医问诊的内容特别多，有首十问歌就是提示刚出道的小医生该问什么的。十问歌可是历史悠久，从明朝到现在有好几个版本，下面就把最新版本介绍给大家吧。

问诊首当问一般，一般问清问有关；

一问寒热二问汗，三问头身四问便；

五问饮食六问胸，七聋八渴俱当辨；

九问旧病十问因，再将诊疗经过参。

个人家族当问遍，妇女经带病胎产；

小儿传染接种史，痧痘惊疳嗜食偏。

## 3-7 | 孙大圣玩转号脉

　　我们坐在高高的谷堆旁边，听吴爷爷讲那过去的事情……看到这一句，就不由自主地想要跟着哼唱，你有没有这种冲动呢？吴（承恩）爷爷笔下的齐天大圣孙悟空，想必大家伙儿都耳熟能详吧？他除了一个筋斗能翻十万八千里、火眼金睛令各路妖精无处遁形、分分钟让对手蒙圈的七十二变外，悬丝诊脉的神奇医术也是被点赞之处。

　　话说朱紫国国王缠绵病榻数年，孙悟空揭下皇榜，入宫给国王看病。国王听着孙悟空讲话蛮横无礼、长相又刁钻古怪，都快被吓尿了，根本不敢让他当面给看病。孙悟空是一个多么有个性的人物啊，他可不会轻易退缩，于是，不顾唐僧劝说，灵机一动，想出悬丝诊脉的妙招。只见他做了一个经典动作：拔三根毫毛、哈一

中医文化小故事

134

口仙气，变出三根金丝线，分别绕在国王的左手腕、右手腕，沉思片刻，断言国王平常小便颜色多数时候是红色，大便还会带血，这一切的罪魁祸首，就是过度惊恐和思念。国王听后不得不佩服得五体投地，从此，孙大圣的头上不止戴着紧箍咒，还多了个"神医"的高帽子。

说破大天，孙大圣玩转号脉也只是吴爷爷讲的故事而已，那历史上，真有能悬丝诊脉的神医吗？你别说，还真的有哎。最著名的就是唐太宗李世民，请药王孙思邈给长孙皇后治病，悬丝诊脉后判断长孙皇后胎位不正，在她中指上扎了一针，退下后不久，长孙皇后就顺利产下一皇子。有记载显示，清朝乾隆皇帝时期的御医，也会悬丝诊脉给妃嫔治病。

那么问题来了，这悬丝诊脉到底靠不靠谱吗？让我们听听民国北京四大名医之一施今墨老先生怎么说。施老曾给清廷皇室内眷看过病，大凡后妃们生病，贴身太监会给太医介绍病情，比如：哪里不舒服啊？食欲好不好啊？大小便怎么样啊？舌苔的情况啊，等等。问清楚这些之后，太医心里也就八九不离十了。但为了谨守宫廷礼仪，同时呢，也给自己一点辨证处方的时间，悬丝诊脉就来得恰到好处了。

所以，悬丝诊脉，亦真亦假。所谓"真"是说，它的确存在过；所谓"假"是说，悬丝仅仅是一种形式而已，靠丝线去代替三指，从理论到实践，都是不太可能的。

## 打破砂锅问到底——号脉到底号什么？

既然悬丝诊脉不靠谱，那咱还是聊聊靠谱的三根手指吧。没错，就是这个三人组合：食指、中指和无名指。你们是不是要问：为啥不是1、2、4根手指呢？先允许我卖个关子呗！别用板砖拍我啊！

号脉，号脉，到底号的是什么东东呢？欲知详情，请大家自行百度，关键词可以选择"脉诊""切诊"。我这里仅用一句话来解释：号脉，就是通过手指感知、识别和判断身体内在的各种变化，这些变化即脉象。

脉象是如何反映身体内在的变化呢？回答这个问题前，我们必须隆重请出另外一个三人组合：寸、关、尺。别一看到寸和尺，脑子里就想到度量单位，那就大错特错了。这里三人组合对应的是现代医学里的桡动脉位置，以桡骨茎突（手腕桡侧可以摸到的骨性突起）为标准，把摸到的桡动脉分为三个部分，桡骨茎突处称为"关"，关前称为"寸"，关后称为"尺"。

接下来，我们再请出第三个三人组合：上焦、中焦和下焦。在中医理论中，人体分为上焦、中焦和下焦。上焦包括：人体头面五官、横膈膜以上的胸腔以及其中的脏器（如心、肺）；中焦包括：人体横膈膜以下到脐部以上的上腹部以及其中的脏器（如脾、胃、肝、胆）；下焦则包括：人体脐以下的腹部以及其中的脏器（如肾、膀胱、大肠、小肠）。寸、关、尺正好和人体的三焦相对应，三焦的各种变化，就可以请寸、关、尺这个三人组合作为自己的代言人，反馈给外界。

关子卖完喽，聪明的你们已经自行解决上边的问题了吧？为啥不是1、2、4根手指呢？因为上边出现的都是三人组合，只有酱紫才不会搞内部矛盾嘛。所以，在号脉的时候，食指、中指和无名指分别号的是寸部、关部和尺部的脉象，以此来诊察人体上焦、中焦和下焦的变化。

## 做个小郎中——中医的四诊

号脉，就像打开了一扇窗户，透过这扇窗户，我们可以看到身体的各种变化。那是不是意味着，如果有一天，我们身体不舒服需要去看中医大夫的时候，就能坐在诊桌前，什么也不说，只需要撸起袖子，露出手腕给大夫，全由大夫靠号脉来判断我们哪里不舒服、需要开什么药方了呢？答案显然是否定的。我们要知道，仅仅靠号脉是远远不够的，中医大夫了解病情的手段有四种（即四诊），号脉只是其中之一，和它一起并肩作战的还有望诊、闻诊和闻诊，只有这四种手段一起上阵（即四诊合参），中医大夫才能全面、准确地了解我们身体发生的变化，从而对症下药，为我们的身体保驾护航。

# 3-8 两个孩子两服药

相传汉朝的时候，在医圣张仲景的家乡南阳，有一户人家有一对双胞胎儿子，兄弟俩都发热了，连得病也这么神同步，家里很抓狂，于是请张仲景前来诊治（虽然没网上预约挂号，也能看上专家【羡慕】）。张仲景仔细地望、闻、问、切一番，猴赛雷的发现，虽然一般人看来兄弟俩的很多症状都一样，主要就是发热嘛，得病的原因似乎也相同，好像都是稍微受了点风，着凉了，可孩子本来的身体虚实不同，疾病的发展程度也有些差别。

他根据兄弟俩的不同状态，分别给他们各开了一张处方。这两张处方的相同之处是，都以柴胡为主要药物，并且都有黄芩、半夏、生姜、大枣，不同之处是老大的处方中有大黄和枳实，老二的处方中有人参、甘草。张仲景怕病人家属吃错了药，还分别在老大和老二的处方

❸ 就是神仙也得病

上写上了"大"和"小"。张仲景搁到现代在论坛做楼主绝对是无数人顶起的主，可不是浪得虚名。方子非常灵验，第二天这对双胞胎的病就痊愈了。后来，在写《伤寒杂病论》的时候，张仲景把这两个方子记载了进去，取名就叫作"大柴胡汤"和"小柴胡汤"。家里人见孩子好了，也就放了心，想起了煎药的麻烦事儿了，觉得为啥孩子病差不多，药还开的不一样，还得分开煎，这是为啥呢？见张仲景虽然看病很起范儿，但是人好说话，就问了出来。

## 打破砂锅问到底——辨证论治要划重点？

其实这家人问到点儿上了，之所以病同药不同，是因为看病要"辨证论治"。这是中医学的特点，提出这个观点是张仲景被尊为医圣的主要原因之一，你一提中医看病要辨证论治，这就显得很专业。那这么厉害的"辨证论治"是啥意思呢？其实这是一个中医学的术语。

所谓辨证，就是把四诊也就是望诊、闻诊、问诊、切诊所搜集到的资料、症状和体征（也就是哪里不舒服、怎么不舒服），通过分析、综合，辨清疾病的病因、病性、病位（就是弄清楚怎么病的、到底哪里病了），以及邪气和正气之间的关系（就是看抵抗力掉血多不多，预判一下抵抗力和病PK看谁的赢面儿大），同时还要对病人的生理特点以及时令节气、地区坏境、生活习俗等因素进行综合分析（就是把冬天还是夏天得的病啊、在气候干燥还是潮湿的地方啊等这些细节也考虑进去），概括、判断为某种性质的"证"（大家可能听说过的证有肝火旺啊、寒证啊之类的）。辨证简单地说就是用中医的方法把病人的各种证分辨清楚了。

论治，就是根据辨证的结果，确定相应的治疗方法，简单地说就是分析分析该咋治疗。辨证是决定治疗的前提和依据，你分不清楚到底啥证，还看什么病啊！论治指的是治疗疾病的手段和方法，知道得了啥病却不知道怎么能治好，这也没用不是。所以中医看病，都很讲究"辨证施治"，这种尽可能地搜集病人的相关信息，透过现象看本质的诊断方法，就是著名的"辨证论治"。

## 做个小郎中——发热要辨证

这对儿双胞胎本来发热的一直难受，算是难兄难弟，可是搁现在看，能得医圣张仲景给看个病，也实在是有福气！虽然哥俩儿都是发热，但小的是发热还有点恶心干呕的症状，老大是稍微肚子有点疼，大便干，可是一发热这些干呕、大便干的症状就显得不够瞧了，往往就赶紧先解决发热，别说放在过去，就是现在，化验一番，没什么别的问题的话，也按照发热给治了，还管你是稍微有点恶心还是稍微有点便秘呢。

其实说起来这俩孩子得的病，确实都是发热没错，可仔细辨证就不一样了。发热还恶心的这跟中医就是小柴胡汤管，发热还便秘就归大柴胡汤管，能通过辨证把这些细小的症状考虑进去，把证都区分开了，开出不同的药方来，这是有多了不起啊！一千多年前的人能做到这样"辨证论治"，他被尊奉为医圣还不算实至名归嘛！

# 3-9 聊聊"考神"范进那点儿事

范进是何许人也？想必大家都不陌生吧。

他，从 20 岁起参加科举考试，连自己都不知道总共考了多少次，反正屡试不中；他，生活穷困潦倒，邻里的揶揄、老丈人胡屠户的责骂已成为他的家常便饭；他，热切盼望中举，但又对自己没有信心，安于命运和现状。终于，54 岁的他从未料到有一天真的会中举，这个幸福来得有点突然，当他得知自己中举，那被失败和屈辱压抑了太久的欲望和自尊心，以及多年来郁结的怨愤和悲哀突然活跃起来，使他无法承受，竟然精神失常，一场欢喜反而成悲。

屡战屡败，却又屡败屡战的他，于时被广大考生敬封为考神。这位考神在喜极而疯之后，被他平时最惧怕的老丈人一巴掌打醒，疯病竟然不药而愈。这便是《儒林外史》中广为流传的故事"范进中举"。

## 打破砂锅问到底——考神背后有什么故事？

考神范进为什么会突然发疯？屠户的一记耳光就能抵得上神医吗？这其中的原因到底是什么呢？在回答这几个问题之前，我们先静下心来回忆回忆，自己有没有过这样的经历？当碰到特别高兴的事儿或者看到非常搞笑的喜剧时，捧腹大笑，笑到停不下来，直到最后，生生把自己给笑哭了……这喜极而泣和考神故事的背后，到底蕴藏着怎样的秘密呢？

原来，神秘的力量就来自我们身边无处不在的传统中医学。中医理论认为人的情志和五脏有密切关系。一般情况下，喜怒哀乐，乃人之常情，但如果情志波动过于剧烈，或者过于持久，就会伤害到它所对应的脏腑——怒伤肝、喜伤心、思伤脾、悲伤肺、恐伤肾，而这种情志变化最先影响的就是人体的"气"，尤其是"气"的运动。

喜则气缓。高兴、开心、快乐，使人心情舒畅、精神焕发，正所谓"人逢喜事精神爽"，但不能乐过了头，否则就会心气涣散、精神不集中，甚至精神狂乱。穷困潦倒的考神范进对突如其来的喜事毫无思想准备，大喜伤心而发疯病。按照五行理论水能克火，对应到情志上就是恐能胜喜，所以当他受到老岳父突然恐吓之后，狂喜的兴奋状态因受到惊吓而被遏制，心神收敛从而清醒过来。

怒则气上。适当的发怒，能够排解情绪，避免心事积压而情绪郁结。但如果体内小宇宙突然爆发而大怒，就会觉得"嗡"一下，有什么东西冲到脑门子上，口中念念有词："气死我了，气死我了！"要知道，"被气死"可不是假新闻哦，周瑜三气吐血而亡、牛皋气死金兀术都是历史上的经典故事呢。

思则气结。勤于思考、凡事三思而后行、深思熟虑，都是我们熟悉的褒义词，也是我们经常践行的行事准则。但如果思虑过多，就坏了脾气（不等于"坏脾气"哦），也就是影响了脾胃气机运行，于是茶不思、饭不想，甚至为伊消得人憔悴。

悲则气消，忧则气闭。多愁善感的林黛玉，情绪就像六月的天儿，说变就变，整日里凄凄惨惨戚戚，最后因肺病缠身、咯血而逝。

恐则气下。OH MY GOD！被吓尿啦！再听到酱紫的叫声，千万不要把它当玩笑看。因为，害怕时气机会向下走，还会影响肾固摄小便的功能哦。说到这儿，就不得不扯个看似题外的话。遇到打嗝儿时，有人在背后突然吓你一大跳，当你转身过去准备扁他（她）一顿时，发现打嗝儿竟然好了。这是因为恐则气下、抑制了打嗝儿时的上逆之气。

惊则气乱。人在受到惊吓后，气机散乱，如同惊弓之鸟一样，心中惴惴不安、总觉得有什么事情要发生。

## 做个小郎中——做自己情绪的主人

没有规矩，不成方圆，凡事必须有度，我们的情绪自然也不能例外。适当的喜怒哀乐，会让我们的生活和经历不那么枯燥乏味，但这些情绪不能太过，也不能持续过久，否则会影响到我们的身心健康。

当自己苦闷、烦恼的时候，试着不要再去想引起这些情绪的事情，有意识地听听音乐、看看电视、玩儿玩儿游戏、做做运动、翻翻画册、读读小说，总之就是做一些其他的事情，转移一下自己的注意力，情绪就会慢慢缓和而轻松了。

# 3-10 | 扁鹊的大哥

扁鹊是世人熟知的名医，搁到现在绝对得是百度置顶的专家，可大家不知道吧，他们家兄弟仨，都是医生。话说魏文王问名医扁鹊："听说你们家有兄弟三个人，都精通医术，那到底谁的医术最好呢？"这问题多好办，搞个网络直播嘛，谁看病好得快观众自己瞧嘛！可扁鹊却没那么麻烦，很轻松地说："大哥最好，二哥其次，我是三个人中最差的一个。"魏文王不解地说："为什么呢？您得详细地给我说说，这到底怎么比出来的（内心戏是：你么有名，谦虚过头了吧）？"

扁鹊解释说："大哥治病，是在病人的病情出现之前，那时候病人自己还不觉得有病，但大哥就已经下药了，直接给铲除了病根，甚至把病根的祖坟都给刨了，一点儿没感觉就把病解决了（一点儿没感觉到就治了！

❸
就是神仙也得病

治了？治了……，那听着跟骗子有点儿像亲戚啊，这都发现了，很机智吧【得意】！）。可不巧的是问题也出在这儿了，他的医术实在是难以被大家察觉，所以没有名气，只是我们家里人都知道大哥最厉害。我二哥治病，是在疾病刚刚开始的时候，症状也还不太明显，病人也没有觉得多摧心剖肝、撕心裂肺，二哥此时就已经药到病除了，所以大家都觉得二哥只是治寻常病颇有效验罢了。而我治病，都是在病情十分严重、千钧一发的时候，病人已经痛苦万分了，病人家属心急如焚，此时，他们看到我这针灸外加做手术的一顿忙活，觉得是把危重病人从鬼门关拉了回来，所以都传说我能救人危难、治愈各种大病，于是我才名闻天下，其实我大哥治未病才是真正的【厉害了我的哥】。"魏王先是恍然大悟，觉得扁鹊说的有道理，可是紧接着对"治未病"表示不懂。

## 打破砂锅问到底——未病是什么病？

魏文王表示不懂的是治未病，他心想，治未病不就是没病嘛，没病还用你治，不告你诈骗就不错了，这是逗我玩儿呢吗？其实像魏文王一样这么想的人很多，不知道治"未病"比治"已病"要难，而且也更重要。"未病"不光指疾病还没表现出来，也包括小病没有继续发展，或是一个部位的病没有向其他部位转移。能在疾病还不很明显的时候就发现，甚至在病人自己还没难受的时候就察觉到，将它扼杀在襁褓里，这简直是神人啊！要知道，一般医生就算你病的不要不要的了，还得给你看半天，关键是还未必能看对，比较起来扁鹊的大哥不只是高手啊，简直是独孤求败！

所以，治未病就像是安全巡查员，需要明察秋毫，主动去发现隐患，防患于未然；而治已病就像是消防员，哪里失火救哪里，扛着云梯，拿着水枪一路飞奔向火场。关键是，万一疾病藏得太深，就像火场的起火点太隐秘找不到；或者病情太严重了，就像火势太大；再或是身体本来就虚的厉害，好比大楼消防水管里没有水，那可就惨了。病都得了甚至都加重了才去治，就像是口渴了才去掘井，战斗打响了才开始造枪一样，这不是太晚了吗？治未病，强调的是预防，就像塔防游戏，都是先安好炮楼，要不怪兽把要保护的萝卜啥的都吃了，不 GAME OVER 了嘛。

## 做个小郎中——上工治未病

"治未病"是中医理论的精髓，中医有句关于养生防病的名言："上工治未病。"这里的上工指的是巨高明的医生。其实不光医生，你自己也可以"治未病"的哦！

谁再不重视预防疾病的话，你就拿这句喷他，才华就是这样压抑不住地喷薄而出，根本停不下来【嘚瑟】！

细说起来，未病那就是不能得病。中医学认为，与其得病以后再想办法费劲儿治，不如在没得病之前就先设法预防。例如，想做大眼萌妹子的宝宝们，要想不得近视眼，就要注意预防，少看电视啦，看书的时候改正不良坐姿啦，吃一些有利于视力的食物，就是肝脏、胡萝卜之类的，再有就是坚持做眼保健操。要想不戴眼镜，就得付出努力嘛。要想不得病，尤其要注意保持健康的生活方式，坚持锻炼身体、定时定量吃饭、少吃零食、不熬夜打游戏等。道理大概都懂，坚持不下去失败了也不可怕，关键看失败是不是成功他妈。

万一失败了，有了症状还是要早看医生。疾病大多是由轻到重的，上来就排山倒海出绝招的病还是少的，最开始只是很轻的不舒服，你嫌麻烦不去医院，听任发展要不就胡乱买药吃，都不怎么靠谱，不如在病刚露头时就赶紧找医生，在疾病没来得及发展、蔓延之前就将其 KO 掉，事半功倍吧。

# 信手拈来的中药

# 4-1 │ 谁说良药都苦口

为了鼓励乐乐，妈妈答应他，自己规划暑假作业的时间进度表，8 月初等爸爸出差回来就带乐乐参加"野战 CS"。原本还想拖延功课的，一想到妈妈答应的奖励，乐乐的执行力又满血复活啦！

今天玩得真痛快啊，酣畅淋漓，在回家的路上，爸爸开着车，乐乐依然兴奋得意犹未尽。打开家门，乐乐拿起桌上的水"咕咚咕咚"大口喝着，一边喝一边喊着："妈妈，我们回来啦！"这时，爸爸也喝完了冰箱里的一瓶啤酒。"妈妈是不是下楼遛狗去了，我们把装备先收拾一下，妈妈一会儿就回来了。"

"哎哟……哎哟……爸爸，你好了没有？快出来，让我进去……"妈妈一回到家就看到乐乐一手捂着肚子一手拍着卫生间的门板，"乐乐，你肚子疼吗？来，妈妈看看。"这时爸爸，皱着眉头、捂着肚子出来了。"我说你们两个，今天怎么回事啊？"如此这般听完了前因后果，妈妈会心一笑，从医药箱里拿出了藿香正气滴丸，让乐乐吃下；又找出了藿香正气水，让爸爸喝了两支。接着，妈妈把家里空调关了，让他们换下汗涔涔的衣服，回床上躺着休息。

到了晚上9点多，妈妈一检查，两个人都没什么大碍了，热了热姜丝粥，一家人又在餐桌盘坐了下来。"你们两个啊，大夏天的在户外疯玩了一整天，没有做好防护措施和及时补充水分，一回到家又大口灌凉的，难怪你们中暑腹泻呢。下次长记性了吧？尤其是爸爸，对不对？""嗯！"爸爸和乐乐异口同声，朝妈妈做了个鬼脸。

"噫？妈妈，怎么我和爸爸吃的药不一样呢？"乐乐拿起桌上的藿香正气滴丸和藿香正气水对比着。"你呀，平时就怕苦，一吃药更是拒人于千里之外啊。所以，妈妈拿这个滴丸的给你吃，没有不好闻的味道吧？是不是也不苦呢？至于爸爸，他都长大了，再说也算是今天给爸爸的惩罚，再苦爸爸也得吃！""哦，原来是这样啊。我是小孩，所以可以吃这种不苦的药。那我不想长大了，妈妈，不长大就不用吃苦苦的药了。"爸爸摸着乐乐的头："哈哈哈哈……真是个聪明的傻乐乐！"

## 中药苦不苦，剂型数一数

"良药苦口利于病"，道理我都懂，但是这一个"苦"又怎是三言两语可诉说的衷肠啊！别紧张，看过来，现代研究人员从添加矫味剂和加工提取剂型等方面进行了"良药不苦口"的尝试。您瞧，上文中的藿香正气滴丸和藿香正气水，同一中药的两种剂型，这个栗子可以举起来。聊起中药剂型，就不得叨叨传统"丸散膏丹"以及多彩多样的新剂型，"胶囊剂、注射剂、露剂搽剂气雾剂、合剂栓剂颗粒剂、酒剂酊剂糖浆剂…"瞬间郭式顺口溜即视感有没有～～～

总而言之，言而总之，中药汤剂是中医传统用药，但不是唯一剂型。大多汤剂的苦，转变剂型、矫正气味，是条路子。

## 做个小郎中

"人参熟地西洋参，白芍白芷鲜灵芝"，明明有这么多听起来就香甜可口的中药，为什么还有"黄连、苦参、龙胆、穿心莲"这种 bug 的存在？我不懂，我真的不懂。来，搬把小板凳，给你捋捋这个道理。中药老祖宗谁啊，你往上数，李时珍、张仲景、神农，这些都是古人吧？行，他们那个年代可没有"美的""小天鹅"，生活环境简陋着呢！"病生于六淫者多，发于七情者寡"，也就是告诉我们，多患发热性疾病、肠胃湿热积滞及诸热毒疔痈、金疮棒伤等。《神农本草经》也写了，古人处方，多用作治热证、实证之君药，其治多用苦味药，且往往仅服一二剂即迅获显效。好不好，看疗效，谁都明白这个道理。这时候，古人们也麻溜儿地抄了笔记传承给咱们了不是？所以，所利治病多为苦药，您就别少见多怪了。

药啊，苦不苦，也是吃药人的主观自我感受。医生能给你加点矫味剂、能给你换个剂型，再不行，下个医嘱，早还是晚、餐前还是餐后，给你挑个合适的服药时间，贴合一下味觉的些许差异，医生也就能帮你到这了。"夫良药苦口，唯疾者能甘之。"临床思之，每述此药好喝者，其效皆甚佳；此药不难喝者，其效尚好；怨药不好喝者，往往其效平平甚或无效。所以，自己看着办吧。

# 4-2 | 人参是"补"还是"毒"

　　相传，有一年快立冬的时候，有一户人家的兄弟俩要进山去打猎。路遇热心老人劝他们说，眼看就要下雪了，别进山啦！万一大雪封山，你们就下不来了。奈何他俩以为自己是开挂无敌大 BOSS，死活不听劝，带着刀枪剑戟、斧钺钩叉，进山打猎了。两人这是中二病犯了，真让人心累。

　　兄弟俩打了不少野物（野生动物们纷纷表示泪奔），但正当他们打的嗨皮的时候，天上开始下大雪了。很快，雪封住了山口。两人没辙了，只好躲进一个山洞里。被困山上后，他们除了在山洞里烧烤野味外，好想吃点菜来解解腻。可是雪地里挖野菜很困难，只能挖点草根来吃，无意间挖到一种外形很像人的大块儿的根（纯纯的野山参），吃起来甜甜的，便挖了许多来吃。不久，他们发觉这种东西吃了简直战斗力爆表，感觉力拔山兮气盖世的，但是吃多了会流鼻血。于是，他俩每天只吃一点点。困在山上的日子好像很快就过去了。

转眼间冰雪消融，春回大地，兄弟俩扛着一堆猎物，乐颠儿乐颠儿地回家了。村里人见他们竟然还活着，甚至还活蹦乱跳的，感到很奇怪，就问他们在山里吃了什么仙草还是喝了什么圣水。他们就把顺便带回来的那几块甜甜的根块拿给大家看。村民们一看，都觉得这东西的形状很像人的形状，却都不知道它叫什么名字。有位德高望重的白须长者笑着说："看这东西长得很像人形，你们兄弟俩又多亏了它才能生还，就叫它'人生'吧！"后来，eng、en 学的不太好的人传来传去，就把"人生"叫成"人参"了。

## 人参之天使与魔鬼

人参、貂皮、乌拉草是东北三宝，其中人参位列第一，是世人皆知的名贵药材，具有"大补元气"的功效，合理使用可以使人强壮，能益寿延年，相当于吃了能满血复活。这是人参天使的一面。可不要忘了，打猎那兄弟俩人参吃多了还流鼻血呢！这就是人参魔鬼的一面了。

可见这被称为补药之王、"长生不老神草"的人参也是个腹黑的主儿，只要使用不当，是随时能杀人的。

之所以会有人参是"补"还是"毒"的疑问，是因为一方面人参是补虚的，有"虚证"的时候用它就是个大宝。另一方面是很多人明明是"实证"，却还用人参用的不亦乐乎，被人参"毒害"。要想让人参不害人，实在是需要了解一下"虚""实"这俩完全相反的东东。"虚""实"是中医理论中区别人体正气与邪气的两大纲领。"虚"是指人体的正气不足，于是打击邪气的力量就不够，话说邪气也不太盛，所以正邪拼的不猛；"实"是指邪气偏盛，人体正气也还充足，于是双方在人体这个战场上拼的刀光剑影、血染沙场，各种症状表现的都很强烈。虚往往是由于先天不足，或是后天摄入营养不够，要不就是脾胃消化吸收不好，人体就会正气不足。如果疾病长期消耗，或是过度劳累，也会出现虚证。总之虚就是掉战斗值比较厉害的时候。而补虚药的作用就是扶助人体的正气，增强脏腑器官的功能，补益人体的阴阳气血以抗御疾病。相当于收了能量包。弄清了什么是"虚"、什么是"实"，就不会傻傻分不清楚，可以愉快地用人参了。

## 做个小郎中

现在大家都是又忙又累的，上学的月考、期中考、期末考，各种补习、各种考证，上班的想升职加薪各种拼，拼完体力拼脑力，很多人都健康余额不足，感觉快要累吐血了。而很多人觉得"累就是虚"，于是滥用补品的比比皆是，人参也都批量化生产了，不再"神药""圣药"的高高在上。可是，虽说人参是大补元气的，但是你累不一定是"虚"呀！不虚的主儿吃了人参反而会得病的。那兄弟俩给大家做了小白鼠了，让人知道这东西吃多了会流鼻血，可更可怕的真相是：不合理的服用人参后会产生精神亢奋、烦躁不安、鼻子出血、失眠、易激动、眩晕、头痛、抽搐等症状，人们还给这些症状起了个高大上的名字——"人参滥用综合征"。如果成人乱吃是 no zuo no die，那么儿童滥用人参就太无辜了，但凡身边有人随意给孩子吃人参，请告诉他，古人曾经云过："误用致害，虽人参、甘草亦毒药之类也。"就是说，不该吃人参的时候吃人参反而变成吃毒药了。切记！！！

# 4-3 | 中药里的将军

　　一说将军，你会想到什么？保家卫国，南征北战，战场上血染征袍、马革裹尸终不悔的英雄豪杰？请尽情脑洞大开！我们现在要说的是中药里头的将军，这位大黄将军使的是一套什么兵法呢？就是清热去火，把肠胃中盘踞不去、顽固不化的有形敌人（便便之类的）赶出体内。此将军擅长对阵的敌兵是瘀血、宿食、实热、燥屎等，这都是一般药物很难打赢的敌人，而大黄对付这些敌人可不比真正的将军差。它擅长主动出击，荡平敌寇，"有斩将夺关之力，故号为将军"。但这个将军很惆怅，因为它很容易被误解，都以为它一祭出神兵就让对手一泻千里，不过是款泻药。

　　其实不然，相传，曾有富商巨贾遍邀天下名医，想为贵族中的贵族特制极品补药，重金之下自然征得高手如云，不想有位不那么出名的医生雀屏中选，相当于草根赢了海选，他的药打败了百年何首乌、千年野山参、万年灵芝之类基本只有江湖传说，却没啥人能亲眼一见的药材，他用的竟然是大黄。他的解释是，用的起这些补药的人吃的都是山珍海味，这么着引起的"虚"恐怕只有用大黄荡涤肠胃才算进补了，众人觉得听起来很有道理，简直无力反驳！大黄就如此玄幻地被采纳了，更玄幻的是效果还很好。

## 大黄苦的很有创意

那大黄凭什么这么牛呢？凭的就是人家苦寒啊！你没看错，大黄就是这么个又苦又寒的宝宝呢！按照中药四气五味理论，大黄性寒，味苦。中药里头除了性寒的，还有性热、温、凉的，这四个合起来就是四气，也叫四性。听起来好高深，其实特别简单，你吃了一味药减轻了寒证，那你吃的多半是味热药，秉承光头强、灰太狼、汤姆猫的精神，百折不回地细细比较、慢慢总结，就把各个中药的四性都摸清楚了。

那五味又是什么呢？中药五味指的是"酸、苦、甘、辛、咸"。酸味是啥味道就不解释了吧，它有固涩、收敛的作用。你八成吃过的酸东西有山萸肉、乌梅，肯定吃过的有醋（严肃，不要想太多）。酸味药多出现在治疗出汗过多、腹泻、尿频的时候，因为功效是固涩、收敛嘛。

苦味具有清热燥湿的作用。苦药有大黄、杏仁、栀子、黄连、知母之类的，实在没听说过这些药的话那苦瓜、苦菜、茶也算苦味的哦！苦味能清热，上火口舌生疮，泡点苦苦的莲子心当茶喝，是很管用滴。

甘味，就是甜味，很多人喜欢的吧。它有补益身体、调和中气、缓解痉挛的作用。甘味的药物有党参、甘草等，现在好多超市有卖，甜的食物太多了，饴糖、蜂蜜、糯米都算。治疗病后身体虚弱或疲劳，可选党参、大枣与糯米煮粥服用。

辛味，就是辣味。有发汗、治疗表证、使气机和血液运行通畅的作用。常吃的东西里葱、姜、蒜、辣椒、花椒都算辛味的。我们得了较轻的感冒可以喝葱姜水或拿胡椒做点汤，出身汗就能缓解。

咸味有软坚散结、泻下的作用。咸咸的海水里泡出来的东西大都是咸的，比如海带、海蛤壳、海藻，可以用来治疗各种结块，比如甲状腺肿，俗称大脖子病。

## 做个小郎中

掰扯掰扯这些年你听过没听过的那些苦药。大黄的苦想必大家已经都知道了，而"哑巴吃黄连——有苦说不出"中的黄连，也是中药，而且是苦药中的翘楚、24K纯苦，苦得让吃过的人毕生难忘，实乃苦中极品。黄芩、黄柏算是苦药中的一般苦，都带黄字，功效有类似的地方，跟黄连算亲戚吧。要知道苦菜、苦瓜那些跟黄连比，基本只能算小清新。

食物的苦味属于淡苦，相比大黄、黄连这些重口味的苦药来说，清火的作用会弱很多，适合芸芸众生。一般说来，爱"上火"的人，会经常出现口舌生疮、嗓子疼、心烦、睡觉像烙饼、尿黄、大便干等症状，这时就比较适合吃点儿苦。另外，炎热的夏天"吃苦"可以清热解毒，推荐吃苦瓜。但要注意，不是每个人都能吃得了苦。怕冷，肠胃不好，一点凉东西都不敢沾的人要少"吃苦"，怕会苦的你承受不起啊！

# 4-4 | 从 "国老" 看中医君臣佐使用药

　　相传，段子来了，在一个遥远而偏僻的小山村里有位医生。一天，他外出给人治病还没回来，家里又来了很多求医问药的。医生的妻子一看这么多人在等她丈夫回来治病，而他这趟一时是难以返回的，便暗自琢磨：丈夫替人看病，不就是那些草药嘛，我何不替他包一点就把这些人先打发走呢？注意，现在这算非法行医！不过这么很傻很天真地坑丈夫、坑患者，肯定是生活在医生不会动不动被砍死的古代嘛。这时她想起厨房有一大堆干草棍，觉得药材貌似也长这样，跑夫拿起一根咬了一口，觉得味道有点甜，想着估计吃不坏人，于是就把这些干草切成普通药材大小的小片，用纸包成小包，一一发给那些来看病的人，说："这就是大夫留下的药，你们拿回去煎水喝吧，喝完还不舒服再来过来看。"早就等了大半天，着急得快要泪奔的病人们一听都很高兴，每人都拿了一包药告辞而去。原谅一下吧，那会儿没快递呀，也没赶上买药上淘宝、便宜态度好的时代，所以全靠自己干等呀！

过了几天，几个人拎着咸鸭蛋啊、老母鸡啊、鞋垫啊啥的来答谢医生，说是吃了他留下的药，病都好了。听了这些话，医生莫名地愣住了，我不在的时候是发生了神马。这时，他的妻子悄悄地把他拉到一边，如实禀告，医生听后只好装作无比淡定，内心疑惑却状似无意地问那几个人原来都是什么病，他们有的人说是胃口不好，有的人是咳嗽多痰，还有的人说嗓子疼，更有甚者还有中毒后手肿了的。病人纷纷称赞他医术高明，表示被实力圈粉，他客气一番送走了这些人。赶紧关上门，问妻子给病人拿的都是什么药，妻子得意地拿来灶前还没烧完的干草棍子说："我给他们的就是这种干草"，医生仔细验看了一番，高兴地说："恭喜你，很可能发现了新药啊！"可惜那会儿没诺贝尔奖，要不得奖妥妥的啊！

## 从干草到甘草、国老的华丽转身

从那时起，"干草"的功效就传开了，医生们开始把这种"干草"当作中药使用了，用来治疗脾胃虚弱、腹痛便溏、咽喉肿痛和痈疽疮疡等病证，就是胃口不好、咳嗽多痰、嗓子疼等。由于这种草药吃起来味道很甜，医生后来就正式把"干草"命名为"甘草"，想叫什么叫什么，也是 real 任性，可谁让是人家发现的呢。后来，用着用着又发现甘草能调和百药（就是中药里的"和事佬"，职能像居委会主任，能处处缓和矛盾，调解纠纷），使相互配伍的药物能更好地共同发挥疗效（就是能和谐别的药），于是很多药方中都会加点甘草进去。这种神奇的功效使后世医家赋予甘草"国老"的美誉。说得就是它好像中药王国里一位德高望重的老人，会让所有的药都能一起和平共处，紧密配合，共同为治病服务。

## 做个小郎中

为啥需要甘草这个和事老呢？因为中医治病时一个方子里一般都要用好多种药物，这叫"复方"。医生看病的时候虽然会开成药（就是批量生产包装好的药店里卖的那种），但也会根据患者的情况"私人定制"药方，需要非常注意药物的搭配，所以在方剂的配伍中就有"君臣佐使"这一重要原则。

请背诵本段。别紧张【偷笑】，写错了【挠头】，是请仔细阅读本段！"君药"是针对主病或主证起主要治疗作用的药物，在方剂中起决定性作用，占主导地位，是必不可少的；"臣药"的地位仅次于君药，是辅助君药治疗主病或主证，或者治疗兼病或兼证的药物；"佐药"的作用是加强君、臣药的治疗作用，或是减轻或消除君、臣药的毒副作用；"使药"则是作为引路人引导各味药物直达疾病所在的地方，或者调和各药，就是一直说的这个"国老"甘草经常起的作用了。如果有人开了中药，你问有甘草吧，对的概率比别人炒菜你问放葱花了吧低点儿有限！

# 4-5 一把黄土救太子

据传（引用传说就是为了讲故事，不要较真儿，都是套路），某一天宋神宗的皇太子突发急病，反胃呕吐不止（虽说当今"二胎政策"撼动了各路大仙的江山储位，也请原谅宋神宗的爱子心切）。于是，心急如焚的宋神宗下令多名御医前来诊治，服药后病情毫无起色，反而越来越重，最后竟发展为抽搐。话说这宋神宗此时不慌更待何时。

篇章的铺垫从这里开始：这时，有人向皇帝推荐曾做过一段时间翰林医官的钱乙："钱乙医术高超，主研儿科，著有《小儿药证直诀》，在医药界广为流传，人们尊称他为'儿科之圣'。"这么一番介绍夸赞，钱乙自然要被召进宫内。人生初见不一定都是美好，皇帝见他——身材瘦小，貌不出众，于是内心失望又挣扎；然，患儿在侧，不容多虑，既召来了，容他一试。

情节的发展由这里出发：（耳边迷之单田芳，娓娓道来）只见，钱乙从容不迫地诊视一番，要过纸笔，写了一帖"黄土汤"的药方。心存疑虑的宋神宗接过处方一看，见上面有一味药竟是黄土，不禁勃然大怒道："你放肆！难道黄土也能入药吗？"钱乙胸有成竹地回答说："据我判断，（前方高能！）肝风内动才能引起抽风。太子的病在肾，肾属北方之水，为肝木之母，按中医五行原理，土能克水，黄土汤补益脾土，脾土旺盛能抑制肾水，故而肝风得以平息。此症用黄土无误。"blablabla……开始走神儿的，您请自行跳过；保不准偶遇奇葩爱思考的，您手动度娘"培土制水""抑木扶土""佐金平木""泻南补北"加以巩固学习。

故事的高潮在这里展现：宋神宗闻后一思，人不可貌相，看这小子说得头头是道，心中疑虑渐消了几分。此时太子又开始抽搐，皇后一旁催促道："钱乙在京城里颇有名气，他的诊断没毛病，皇上勿虑。"于是，宋神宗命人从灶中取下一块焙烧过很久的黄土，用布包上放入药中一起煎汁。太子服下一帖后，抽搐便很快止住；用完两剂，病竟痊愈如初。这时，宋神宗才真正信服了钱乙的医术，将他擢拔为太医丞。

## 心不在焉地科普一切

既然是不按常理出牌的科普小达人，那咱们就从时间说起吧。文中的宋神宗，是北宋的第六个皇帝，在位时推行了"王安石变法"，尚书左丞是写《醉翁亭记》的欧阳修；患病太子是其六子赵煦，九岁继位。

当时医药圈出名的几个事咱们简单聊一下。一是铸铜人、刻石碑的王惟一：没错，《铜人腧穴针灸图经》就是他写的，1023年奉敕对针灸腧穴重新厘定、订正讹谬（宋仁宗继位第二年哦），1026年完成该书（40岁的王惟一和17岁的宋仁宗也是称职CP）。此书认定人体经穴354个（占现在已知人体经穴361个的98.06%）；随后设计并主持铸造铜人针灸孔穴模型二具及将其刻于石碑上。这为针灸图经标准化的传播及针灸学的发展做出了很大贡献。二是闻名遐迩的北宋校正医书局（驰名中外、举世闻名、大名鼎鼎、草木知威、赫赫有名……拦不住的淘气小编也是心累）：1057年成立，在位的是宋仁宗，他的养子是宋神宗他爸（宋英宗）。宋仁宗虽说晚年无子，但是不影响他成为宋朝在位时间最长、业绩最棒的皇帝（小编此处的转折略有不合理）。反正吧，他才华横溢、治国有序，所以为校正医书局的创立、发展、繁荣提供了各种保障（此处有掌声）。目前中医界流传以及使用的诸多古籍，历史的传承和后代的发展都与北宋校正医书局息息相关，史料可证。三是钱乙，字仲阳：刚出生他的生父就浪迹天涯去了（划船不用桨的亲爹啊），三岁丧母，被大方脉医生的姑父认养，教他诵读医典。钱乙有天赋也肯努力，20岁出头就成为独当一面的大方脉医生了。姑父去世后，这货还干了件事，不顾长途跋涉、坚持不懈开始找爸爸，找到以后，领回家来，侍奉天年（目测钱仲阳的医德也是棒棒的）。咱们今天常用的"六味地黄丸""导赤散"都出自这位"小儿王"之手呢。

## 要说五行相生相克了？才不是！

如果这一段正经科普的内容是"五行相生相克"，那肯定是你们 too young too simple, sometimes naive。就算莎翁要掀棺材板，小编也要写一写药物来源和分类。"一把黄土"让人觉得离经叛道，为什么呢？主要是常规中药饮片的来源，主要是三大类：植物、动物和矿物。主流产品，植物的根茎、花、果实、种子等，例如黄芪、沉香、牡丹皮，菊花、木瓜、穿心莲；再来，动物的整体或者某一部分、生理或病理产物及其相关加工品等，例如鹿茸、海马、冬虫夏草（好贵，买不起）；全蝎、蜈蚣、土鳖虫（怎么听着就起疹子）；少部分但不可缺的矿物类，包括原矿物及其加工品，动物或者动物骨骼的化石等，例如朱砂、雄黄、自然铜；龙骨、牡蛎、炉甘石（菊花一紧、火眼一瞪：哪个有毒？！）。

历史的巨轮也阻挡不了非主流、杀马特闪亮亮登场那魔鬼的步伐，小编信手来几个试试。先来个入门级别的——天竺黄：禾本科植物青皮竹或华思劳竹等秆内的分泌液干燥后的块状物。不明觉厉，您喘口气——阿胶：马科动物驴的干燥皮或者鲜皮，经煎煮、浓缩制成的固体胶。感觉还行？别急，咱们循序渐进——蛤蟆油：蛙科动物中国林蛙雌蛙的干燥输卵管。五倍子：漆树科植物盐肤木、青麸杨或红麸杨叶上的虫瘿，主要由五倍子蚜寄生而成。默默地给站在食物链顶端的自己一个奖励的拥抱——麝香：鹿科动物林麝、马麝或原麝成熟雄体香囊中的干燥分泌物。雄体、成熟雄体、成熟雄体香囊……一言不合就掏"肚脐眼儿"，你们人类有考虑过人家林麝、马麝或原麝 boys 的感受吗？

不走寻常路，中药萌萌哒。好吧，看完这些，我承认，"一把黄土"是多么地小清新。

# 4-6 | 用药如用兵，生死存亡中

古语有云："上医医国，中医医人，下医医病。"古人便将治病救人之法与治国行军之理视为相通相用。防病如防敌、择医如择将、用药如用兵；形势千变万化，万变不离其宗。"药性刚烈，犹若御兵，兵之猛暴，岂容妄发！"这便是从"兵"与"药"的特性上说明二者都具有刚烈的共同点，因此用药需慎之又慎。

临床实践中，谨慎用药就从配伍开始。讲个故事：古时候，有一位樵夫，某天晨起感觉胃脘胀痛、恶心，接连几天不思饮食，到村里郎中家开方抓药。中午回家后，熬药服下，傍晚胃脘胀痛加剧，并伴有恶心出汗，随后剧烈呕吐。家人心急如焚，听说镇上有一神医，连忙将樵夫带去就诊。神医边诊治，边叮嘱家人把药方带来，以便细细查验。家人不解，为何出现如此症状？是否昨日药方有毒？神医答道："依昨日方子来看，包括柴胡、郁金、白芍、白术、丁香、党参、茯苓、砂仁、炙甘草、炒三仙等中药，其中并无催吐、泄泻的中药，更无有毒中药。只因方中郁金、丁香属相畏品种，不可同用。"次日，樵夫经神医救治，康复大半。

上文故事中的"郁金和丁香"共用，会产生毒副作用，属于中药配伍禁忌中"十九畏"中的药味，在实际应用中应当十分谨慎。

## 十八反和十九畏，我们还有顺口溜

十八反、十九畏是指不要让有些药物合用，合用的后果会产生各种副作用。顺口溜先摆着，看看您能不能找到上文中的郁金与丁香之出处。

十八反——

本草明言十八反，

半蒌贝蔹芨攻乌，

藻戟遂芫具战草，

诸参辛芍叛藜芦。

十九畏——

硫黄原是火中精，朴硝一见便相争。

水银莫与砒霜见，狼毒最怕密陀僧。

巴豆性烈最为上，偏与牵牛不顺情。

丁香莫与郁金见，牙硝难合京三棱。

川乌草乌不顺犀，人参最怕五灵脂。

官桂善能调冷气，若逢石脂便相欺。

大凡修合看顺逆，炮燣炙煿莫相依。

那么多唐诗宋词都背了，要不要试试这两首呢？

## 配伍禁忌、妊娠用药禁忌、饮食禁忌，都是泪

第二部分着重介绍了临床用药禁忌之一的配伍禁忌，也就是药物和药物之间的恩怨情仇。另外，药物和饮食、药物和特殊身体状态（怀孕的妈妈、刚出生的小宝宝等）互相之间也是需要非常注意的。

药物和饮食的注意事项，也就是平常说的食忌、忌口。古代文献记载有：常山忌葱；地黄、何首乌忌葱、蒜、萝卜；薄荷忌鳖肉；茯苓忌醋；鳖甲忌苋菜；以及蜜忌葱等。好奇怪的一大堆莫名其妙的组合对不对？这样子："葱姜蒜少吃，鳖肉、鳖甲之类清奇的食物没事别瞎吃"——总结得真好，感觉自己棒棒的！另外，由于疾病的关系，在生病吃药的时候，水果沙拉、生冷牛排、

羊蝎子大腰子这些不易消化及有特殊刺激性的食物，咱先避免一下，吃点别的美食解解馋。

妈妈的肚子里有小宝宝，吃药的时候就得多加小心。别听什么"中药安全无毒副作用"，凡事无绝对，盐吃多了还齁得很呢！有许多中药啊，绝对不能用，大多是毒性较强，或药性猛烈的药物，如巴豆、斑蝥、麝香、水蛭等（反正听起来就有一点毛毛的）。有一些呢，可以用但是要非常谨慎，如桃仁、红花、大黄等——所以说，孕产妇、婴幼儿用药，谨慎些，没毛病。

> ## Tip
>
> 这么多学问、这么多门道，以后见着医生大夫，都好好说话；安安静静当个美患者。

# 4-7 "金银花"的金与银

　　送金、送银、送鲜花，那都不如金银花。一句玩笑话，让我们不禁对这一味中药有了兴趣。美丽的传说是这样的：

　　相传在丁香河边有一对孪生姐妹，大的叫金花，小的叫银花。一天见人追一个遍体鳞伤的瘦弱女子，就奋力解救。可是女子伤势过重，周身红斑发热。金花为寻求一仙草而遇难，银花接着寻找到此草，女子康复，但银花也因过劳而死。被救女子在这对姐妹坟墓前种此草以表示念慰。每到夏天先白后黄，交相辉映，人们称此花为"金银花"；因金与银皆宝，故又名二宝花。

　　情节虚构，但这草生长过程中颜色的变化——"初开如银，久则如金"却是货真价实。金银花，又名忍冬，来源为忍冬科忍冬属植物忍冬及同属植物干燥花蕾或带初开的花。此名出自《本草纲目》，由于忍冬花初开为白色，后转为黄色，因此得名"金银花"。

金银花，三月开花，五出，微香；一蒂二花，两条花蕊，成双成对，形影不离，状如雄雌相伴，又似鸳鸯对舞，故有"鸳鸯藤"之称（这才是青梅竹马、生死相依，撒了一地狗粮，吃完门口罚站去）。

## 这么浪漫的花，什么时候下手摘？

先捋捋思路：第一，这花开放过程中颜色会变，从白到黄（全白？全黄？白和黄的比例是多少？原谅一颗理工科的玻璃心）；第二，规定了药用部位是花蕾或带初开的花（nami?!）；第三，5—6月采取未开放的花蕾（哦，就是把花的艳丽绽放扼杀在摇篮里呗）。

再学学药农的宝贵经验：金银花商品以花蕾为佳，混入开放的花或梗叶杂质者质量较逊。花蕾以肥大、色青白、握之干净者为佳。5—6月间采收，采收最佳时间是清晨和上午，此时采收花蕾不易开放，养分足、气味浓、颜色好。下午采收应在太阳落山以前结束，因为金银花的开放受光照制约，太阳落后成熟花蕾就要开放，影响质量。不带幼蕾，不带叶子，采后放入条编或竹编的篮子内，集中的时候不可堆成大堆，应摊开放置，放置时间最长不要超过 4 小时。置于芦席、石棚或场上摊开晾晒或通风阴干，以 1—2 天内晒干为好。晒花时切勿翻动，否则花色变黑而降低质量，至九成干，拣去枝叶杂质即可。忌在烈日下暴晒。

开动脑筋想一想：在整个观察、采摘和后期加工、处理过程中，金银花的颜色变化是什么规律？如何依据颜色的变化来判断药材的好坏或者说价格的高低呢？

## 中药采收，讲究几多

先说句闲话：我是人参，我爱美，我要结果红灿灿；你是人类，要吃我，你要进补吃我的根。那么问题就来了，一棵不听话的人参，怎么挖到好吃好用的根？这就是学问。

中药主要来源于植物药，各种植物的根、茎、叶、花、果实、种子等各个部位所含药效物质，在生长发育的不同阶段，都会有很大的差异。也就是说，中药质量的好坏，在很大程度上与采收季节和时间密切相关。

历代医家也早已重视到这一点。陶弘景言："其根物多以二月八月采者，谓春初津润始萌，未充枝叶，势力淳浓也。"李杲曰："凡诸草、木、昆虫，产之有地；根、叶、花、实，采之有时。"孙思邈亦云："夫药采取，不知时节……虽有药名，终无药实，故不依时采取……虚费人工，卒无裨益。"民间也有采药谚语："春采茵陈夏采蒿，知母、黄芩全年刨，九月中旬采菊花，十月上山摘连翘。"这些宝贵的传统经验，已被长期临床实践证实，现代研究结果也是一致的。槐花中有效成分芦丁的含量，在花蕾期可达28%，到了花期时便急剧下降；甘草中的甘草酸含量，在生长初期为6.5%，开花前期为10.5%，生长末期为3.5%。所以适时采收可以提高中药的质量。

利用传统中药采集经验，根据各种药用部位的生长特点，分别掌握合理的采收季节和时间是十分重要的。而植物药的不同药用部分，包括根及根茎类、茎木类、皮类、叶类、花类、果实种子类、全草类等，各自采收时间也不同。

说了这么多，什么时候采、采完之后怎么晾晒烘干，处处皆是学问呐。

路边的野花你不要采，其实是告诉你，要把握好时机。感觉自己懂得太多，高处不胜寒，有一种富士残雪的孤寂之感。

# 4-8 | 生熟半夏，命悬一线

某年盛夏，唐太宗李世民带着太子到玉花宫避暑。父子俩吃腻了宫廷大宴，想过把山珍野味瘾，便一人尝了只鲜烤野生竹鸡。不料当晚太宗突然大喊口渴，随后竟然昏迷不醒。随行的御医整整查了一个多时辰（2—3小时），也没弄清皇上害的何病。没办法，就先开了一服解热药。谁想太宗服药之后，反而昏迷加重，性命垂危。

县令当即举荐五台山的孙思邈，太子连忙派人去请。孙思邈赶到时，只听见里面一片哭声，是太宗刚刚"断气"。孙思邈上前察看了太宗的面色，又翻开眼皮子瞧了瞧，当即断定是"食物中毒"。县令听后，吓得灵魂出窍，连忙跪倒在地结结巴巴地说："食……食物里……没……没有毒，绝……绝……绝对没有。"太子对诊断也表示怀疑："不会吧，父皇和我各吃了一只竹鸡，我并没有中毒呀。"孙思邈说："竹鸡本身没毒，可是生半夏有毒。"御医闻听此言，几如五雷轰顶，一卜子瘫倒在地，哆哆嗦嗦地说："苍天在上，我处方中写明是熟半夏，人药所用只有炮制过的熟半夏，绝对没毒。"

孙思邈没有吭声，又给太宗切了一阵子脉才说出一句："还有救，赶快端碗姜汁来。"太子听了又惊又喜，连忙亲自端来一大碗姜汁。姜汁灌下去之后，又扎了几针。过了一段时间，太宗渐渐恢复了呼吸，又过了片刻，终于恢复了神志。

孙思邈这才转过身慢慢道来："竹鸡本身没毒，熟半夏也无毒，但生半夏对人有剧毒，可对竹鸡却无碍。眼下正值野生半夏成熟之季，人如果食用了吃过生半夏的竹鸡，就会中毒。万岁就是这么中的毒。这个不能怪县令，也和御医用药无关，至于太子殿下所食竹鸡，因未吃生半夏所以没毒。姜汁能解生半夏的毒，所以万岁服用了太子的姜汁之后方得复苏。"

众人听了这席话，才恍然大悟，也都由衷地敬佩孙思邈的高明医术。

## 半夏有毒，还当药用？

故事里说"半夏"是：生品有毒、熟品无毒。所以，生品必须经过"炮制"变成熟品才能入药。炮制，又称炮炙，特指用中草药原料制成药物的过程。现知我国最早的药书《神农本草经》中就已明确记载："药有毒无毒，阴干暴干，采造时月、生熟、土地所出真伪陈新，并各有法。若有毒宜制，可用相畏相杀，不尔合用也。"在我国历代的医药文献中，对半夏的炮制工艺及不同炮制品的功效，都作为规范中药质量的重要内容进行了详述。

半夏入药必用炮制品的论述，最早见于《黄帝内经》中的"治半夏"，但书中并没有具体介绍炮制的方法。最早明确记载炮制方法的是汉代张仲景所著的《金匮玉函经》："凡半夏……以汤洗数十度，令水清滑尽，洗不熟有毒也。"这种"汤洗"的方法，从汉代起一直沿用至今。

梁代陶弘景《本草经集注》对半夏的炮制方法、炮制目的等阐述得更为详尽："半夏毒，用生姜汁、煮干姜汁并解之"。"姜汤解半夏毒"便是"相畏相杀、姜制半夏"的实践应用；孙思邈所著的《银海精微》也有相应论述："半夏，除湿化痰，和胃气，利胸膈，制用姜汁炒。"因此，"姜制半夏"是除"汤洗"之外的一大突破，使半夏的炮制由简单的浸泡、汤洗去毒，发展到依据中医的相畏相杀理论，加入其他的炮制辅料来制约毒性。

唐代以后，炮制半夏的辅料也从单一的生姜扩展到其他的辅料，例如白矾、皂角、甘草、头醋、白芥子等，以满足临床用药的不同需求。可见，半夏的炮制工艺，在"加入辅料，去其毒性"的基础上，又发展到了利用不同辅料的炮制而获得新的药性、药效的深度。

## 饮片炮制，古今重视

最新 2015 年版《中国药典》（中华人民共和国国家法定标准）中对半夏炮制过程中加入辅料的种类和数量、具体的炮制工艺和流程，都有详细、明确的规定。例如"法半夏"炮制中对辅料及其用量规定："每 100kg 净半夏，用甘草 15kg、生石灰 10kg"，功效为燥湿化痰，多用于痰多咳喘。"姜半夏"所用辅料为生姜、白矾，功效为温中化痰，多用于痰饮呕吐。在具体的临床用药中，一定要对症下药区别对待。

一味半夏，就有这么多的讲究，炮制可说是生死攸关的大事。众多中草药所涉及的饮片及其炮制的学问，更不是几句话就能说明白的。但有一点是可以肯定的，中草药的加工是一门学问，更是一门技术，只有经过了严格流程的处理，原料才可以正式作为药物使用；任何轻视淡化、掉以轻心都可能带来严重后果。

---

**Tip**

文中的御医可谓祖上积德，恰巧孙思邈大仙到场救他于水火；都说扎实、深厚的专业知识储备是撩妹神技，但这种场合，远离一知半解，就是胜造七级浮屠了。

---

# 4-9 | 药锅认得巧厨娘

　　"巧厨娘""俏厨娘"，在开始科普中药煎煮和服用的相关知识 blabable 之前，咱们先来讲个故事，美丽的、动人的、引人入胜的那种。

　　董小宛您可能不认识，但是她的名号"秦淮八艳之一"您肯定感兴趣。她，貌美如花；她，绝代风华；她，才华横溢；她，16 岁那年结识了才子冒辟疆（盯着这个名字忍着笑的那个你放学别走），接下来都是套路：悠长动人的爱情故事之后是 3000 两白银的赎身，然后喜结连理。好了，废话就说到这儿。今天想聊的呢，不是这位董小姐（对，跟宋冬野没关系）对琴、棋、书、画的精通，而是她在烹制保健饮食上的巧妙。

　　比如，董小姐每年会取五月的桃汁、西瓜汁、滤去果丝瓜穰，用小火煮至七八分稠（前方注意——火候和

④ 信手拈来的中药

程度是此处的独门秘诀），放糖（白糖、红糖、瑞士糖，您自己琢磨吧）搅拌后细炼，这样制出的桃膏看上去就像大红琥珀，口感和品相都堪称上乘。她所制成的瓜膏分为各种味道、各种色泽。既便是一种瓜膏，也有浓淡口味之分。夏季的瓜膏一般会用水冲调，作为解暑的饮品，十分受欢迎。而在她的家里，一年四季都有适合饮用的瓜膏。除此之外，她还擅长酿制各种冲调花露、保健豆豉，见过、吃过的文人骚客且赋诗吟唱其厨艺。

没有综上，那也要所述一下：好的烹饪讲究的"色香味、意形养"俱佳，往小了说，是一家人填饱肚子、养生保健的产物；往大了说，是膳食的艺术。艺术便是学问，学问便有理论和总结，咱们先不照本宣科列举一二三四五（上山打老虎，憋不住的请默念），原材料的选择、前期处理、调料的投放数量和时间、火候等，不是想让您去背诵、去分析，就是说这么个理儿——"做饭、做好饭"那是很复杂的一件事，没那么简单（浮现旋律的自己去 KTV 面壁）——您同意吧？

行，话说到这儿了，回到题目的"药锅"。程序猿不是猿，药锅可是锅。所以，咱们中药的煎煮和食物的烹饪一样，那也是艺术。是艺术，这里头的门门道道咱今天就来好好说道说道。

## 煎药之法，最宜深讲

段首来个格调高的引用，清朝著名医家徐灵胎在《医学源流论》中说："煎药之法，最宜深讲，药之效不效，全在乎此"——由此可见，掌握正确的煎药方法是至关重要的。以下分器具、用水、火候、时间等方面论述：

第一，煎煮器具。古人认为："银器瓦罐最好，铜铁器忌用。"现代多首选瓦罐、砂锅；其次可用搪瓷锅、不锈钢锅，不能用铁锅、铝锅、铜锅等；因为有些药物用铁锅、铝锅等煎煮会产生沉淀，降低溶解度，甚至引起化学变化，产生不良反应。

第二，煎煮用水。古人对煎药用水的要求多而复杂，比如用无根水（雨水）、冰融水、山泉水、雪水、露珠水等，现在一般认为使用符合国家标准的饮用水即可。加水量的多少至今没有一个完整的研究资料，一般视药量而定，以漫过药物一寸左右（2—5cm）为宜。若为感冒类汤剂，药物多含有挥发性成分，质地疏松且不宜久煎，加水量需适当减少；若为滋补类汤剂，质地坚硬或黏稠难溶者，需久煎，加水量可适当增加。

第三，浸泡时间。中药在煎煮前适当浸泡、湿润有利于有效成分的煎出；这是因为中药饮片大多为干品，煎煮前将水加入到药中，使水分子渗透到细胞内，细胞中的可溶性成分才能够溶解。提前浸泡的时间一般为30—60min，浸泡的水温以20℃—30℃为宜，质地坚硬类、动物类药材浸泡时间宜延长。

第四，煎煮火候与时间。所谓用火，即火的质地、强弱、大小、快慢、紧散。古人注重根据汤头的性质选择用火和用时，如《本草纲目》有云："火用陈芦、枯竹，取其不强……栎炭取其力慢、栎炭取其力紧，温养用糠及马屎、牛屎者，取其缓而能使药力匀遍也。"时至今日，仍用文火、武火来说明用火的大小、急慢。所谓用时，古人认为："药，有可以久煮者，有不可久煮者。"一般煎煮用时根据方剂不同而有所区别，如滋补类药，头煎应为40—50min，二煎、三煎均可用时30—40min；芳香化湿、行气、解表类药，头煎应为10—15min，二煎用时5—10min；一般药物，头煎用时应为15—20min，二煎用时10—15min。古人强调用火与用时的适当结合，《本草纲目》曰："先武后文，如法服用，未有不效者"，"若发汗药。必用紧火，温服。攻下药，亦用紧火煎熟，下硝黄再煎，温服。补中药，宜慢火，温服，阴寒急病，亦宜紧火急煎服之"。现代研究也证明，芳香类药多含挥发油，宜用武火快煎，使挥发性成分溶出即可，如果用文火慢煎，时间太长，则药中挥发性成分损失过多。滋补类药，多含蛋白质、多肽等大分子成分，不易溶出，升温过快又容易产生"糊化"现象，不利于有效成分溶出。

## 彰显巧厨娘的时刻到了——各种特殊药物的煎煮

除此之外，还有一些特殊药物，因为它们的性味、质地不同，煎煮方法也不同，有以下几种特殊煎煮方法：①先煎：贝壳类、矿物类，应打碎先煎，待煮沸10—20min后再下其他药物；例如生牡蛎、生石膏。②后下：气味芳香、借挥发油取效的药物，宜在一般药物煎好前4—5min时加入，以防止有效成分走散；例如砂仁、薄荷、鱼腥草等。③包煎：花粉、细小种子及研末的矿石类药物，宜用纱布或其他薄布将药包好，再放入锅内煎煮，避免煎后药液混浊，并可减少此类药物对喉咙与消化道的不良刺激；例如车前子、蒲黄、夜明砂等。④烊化：凡属胶质、黏性大且易溶化的药物，服用时兑入药液中搅匀化开或单独加温溶化（隔水蒸）再兑入药液内搅匀。例如阿胶、鹿角胶、芒硝等。⑤另煎：某些贵重类药物把它切成小薄片，放入加盖盅内，隔水炖 2—3h，服用时再兑入药液内，例如人参、西洋参、鹿茸等。⑥冲服：对贵重药物或不耐高温而又难溶于水的药物，需研末用汤液或开水冲服；例如三七、琥珀、羚羊角等。

**Tip**

电视剧里皇帝喝药但凡有些许不适，先把熬药端药的太监砍了，再找太医的罪。这门学问得牢记啊，要不然从看病、抓药、快递到家的锅大概可能也许都要你来背。

# 4-10 | 吃瓜还是吃瓜皮

酷暑难耐，但夏天也有自带的美味，那就是西瓜了。

刚吃完西瓜，女儿递过一个小碗："妈妈，拌瓜条吧！"她把吃过的瓜皮小心地削下来了。看着女儿满脸"快夸我！快夸我！"的表情，我不禁乐出了声："今儿怎么这么会过日子了？"女儿嘟着嘴说："妈妈不是早就说过嘛，吃瓜皮不是因为买不起菜，而是因为这是道不可多得的好菜。"

还真是，广大民众都知道西瓜解暑，也许不清楚被扔掉的西瓜皮其实更是良药呢！西瓜皮在中药里又叫西瓜翠衣、碎秋，入心、胃经，可解暑清热、止渴、利小便，用于暑热烦渴、小便短少、水肿、口舌生疮，是一个典型的药食两用的美味。我们平常生活中因考虑农药、卫生等原因，经常去掉外边那层绿衣，只吃白色部分。

腌渍瓜皮并拌以糖醋可以解暑清热、醒酒解毒，这也就是女儿口中的"拌瓜条"了。

西瓜皮也有多种吃法，量多时可以包饺子，像西葫芦、南瓜馅儿一样做法。家里有人因暑热而心烦口渴、目赤咽痛时，可取西瓜皮洗净切碎，加点银花，将二者一起煮3分钟，加点冰糖或者白糖调味，就是"翠衣银花饮"。鼎鼎大名的西瓜霜，制作中也是用的瓜皮呢！

## 厨房也是小药铺

中国人的厨房里，瓶瓶罐罐一大堆，装满了各种调味品。这厨房方寸虽小，五脏俱全，不光是能填饱全家人肚子的机关重地，还是在防病健身方面能发挥作用的小药铺呢！

可别小瞧这些调味品，除了能给菜肴增味以外，也有防病治病的作用。葱、姜、蒜、胡椒、辣椒、大料、桂皮等，可都在药方里面出现过。

我们的祖先早在两三千年前就发现了姜的药用价值，《神农本草经》中说，姜能健胃助消化，暖胃散寒，止呕，解鱼蟹类食物的毒性。所以，我们平常炖肉、做鱼、拌凉菜的时候都会放姜。风寒感冒或是女孩子经期肚子冷痛时，可以用生姜和红糖一起煲成姜糖水，效果都不错。

药效卓越的调味品还有大蒜。按中药的性味归经，大蒜味辛性温，入脾、胃、肺经，具有温中消食、行气消积、解毒杀虫的功效。大蒜是餐桌上常见的食物，既可以生吃，也可以调味，还可以入药，属于药食同源的典型代表。在感冒、泄泻、痢疾、咳嗽、痈疽肿毒、白秃癣疮、蛇虫咬伤等伤病中都有应用。最普遍的，在外边吃东西担心洗得不干净时，经常有人会要几瓣大蒜来吃，大蒜自古就被当作了天然杀菌剂，现在更是有"天然抗生素"之称。

这种拿好吃的食物来防病治病的做法，被称为"食疗"，其理论基础就是"药食同源"。中医学认为，许多日常的食物既是食物也是药物，一样能够防治疾病。对于药物和食物有一种共同的分析方法，就是四气（又称四性）和五味理论。四气是指寒、热、温、凉四种性质，五味是指酸、苦、甘、辛、咸五种味道。医生就是根据性味来选择药物治病的。

当然药物和食物还是有区别的，中药的性味要强于普通的可药用的食物，用药正确时，效果突出；而用药不当时，容易出现较明显的副作用；而食物虽然不易产

❹ 信手拈来的中药

197

生不良的结果，但治疗效果也不及中药那样突出和迅速，不能完全取代药物。

## 做个小郎中

常听到有人说：我可从来不看中医，不吃中药。真的是这样吗？

请看下面一幕：

地点：家里；

时间：吃完西瓜，削完瓜皮后。

女儿捧着西瓜子凑过来："妈妈，瓜子留着打虫子吃吗？"

"西瓜子不能打虫子。"

"那上次你说我肚子里可能有虫子，让我嗑的是什么？"

"那是南瓜子。"

"学校中午给我们喝绿豆汤了。"

"很好啊！消暑啊！"

"那姥姥怎么给你熬红豆汤喝呢？"

"妈妈给弟弟喂奶，那是下奶的。"

"姥姥为什么要把我从莲子里面挖出的绿芯泡杯子里面？"

"心烦失眠，莲子芯是清心火的。"

"弟弟脸盆里面泡的细条条是什么？"

"金银花，小婴儿洗脸用不容易长湿疹。"

……

（此处省略 1000 字）

"是啊！在我们的生活中，哪个人、哪一天能离得开中医呢！"